Inhalt

Für die kreativen Heldinnen und Helden, die sich auf den Weg machen, um ihre inneren Schätze zu entdecken!

Christine Lukas

Deine kreative Heldenreise

Selbstcoaching und Transformation
durch intuitives Malen

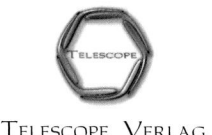

TELESCOPE VERLAG

Impressum

1. Auflage: August 2018
© Telescope Verlag
www.telescope-verlag.de

Lektorat: Anke Höhl-Kayser
Bilder: Christine Lukas

ISBN: 978-3-95915-043-9
Preis: 14,90 EURO

Reisevorbereitung

„Du musst die Stadt der Bequemlichkeit verlassen und in den Dschungel Deiner Intuition eintauchen. Dort wirst Du etwas Wundervolles, Einzigartiges finden ... Dich selbst" (Alan Alda)

Dieses Buch ist eine Einladung, Dich auf die aufregendste Reise Deines Lebens zu begeben: auf die Reise zu Dir selbst. Dabei ist Deine wichtigste Reisebegleiterin Deine Intuition, der nachfolgend beschriebene Prozess Dein Kompass. Das intuitive Malen sowie Deine Reisenotizen sind Werkzeuge, die Dich dabei unterstützen, Deine inneren Schätze freizulegen. Meine Einladung gilt allen Frauen und Männern, die sich als Entdecker, Querfeldeinmarschierer, Neugierige, Experimentierfreudige, Lebensmeister und kreative Helden neue Wege erschließen und all denen, die diese Qualitäten für sich entdecken und entwickeln wollen. Ich habe in diesem Buch durchgehend die neutrale Form gewählt, um die Sprache möglichst einfach zu halten. Selbstverständlich gilt alles gleichermaßen für die kreativen Heldinnen! Wenn Du diese Seiten liest, bist auf Deinem Lebensweg vermutlich an einer Kreuzung angekommen, an der es gilt, eine Entscheidung zu treffen, Dich neu auszurichten, Dich auf eine neue Lebensphase einzustellen oder Dich mit einer Situation anzufreunden, die Dir das Leben aufgedrängt hat. Was es auch ist, dieser Prozess der Innenschau wird Dich zu neuen Erkenntnissen über Dich selbst führen, so Deinen Blick erweitern und Deine Perspektive verändern. Bevor wir uns gemeinsam auf den Weg machen, möchte ich in diesem Kapitel ein paar grundlegende Fragen abklären. Jede Reise will gut vorbereitet sein, auch eine Reise nach innen. Lies Dir die nachfolgenden Seiten eingehend durch, bevor Du die einzelnen Aufgaben bearbeitest, damit Du von diesem Buch auf bestmögliche Weise profitieren kannst.

Was ist die Heldenreise?

Der amerikanische Professor Joseph Campbell hat zu Lebzeiten weltweit Mythen erforscht und dabei eine archetypische Grundstruktur entdeckt, also ein Muster, das typischerweise in einem Entwicklungsprozess durchlaufen wird. Der Held vernimmt einen inneren Ruf und verlässt dabei sein gewohntes Umfeld, weil ihn entweder innere oder äußere Umstände dazu zwingen. Er begegnet Hindernissen, lernt, wer Freund und Feind ist und wächst während seiner Reise über sich selbst hinaus. Er kehrt als eine geläuterte, höhere Form seiner selbst zurück und bringt etwas mit, mit dem er der Welt zu Diensten sein kann.

Die Reise des Helden bildet die Grundlage vieler erfolgreicher Filme, wird aber auch gerne im Coaching oder der systemischen Therapie verwendet. Es gibt verschiedene Varianten mit unterschiedlich vielen Stationen sowie Abwandlungen des Konzepts von Joseph Campbell, die als Grundlage für beliebte Drehbücher und Romane dienen.

Die größte Heldenreise ist Dein Leben. Genauso lässt sich jeder Lebensabschnitt in sich als Heldenreise betrachten, und zwar als eine, die auf natürliche Weise geschieht, ohne dass wir aktiv einen Prozess in Gang setzen. Das einzig Beständige im Leben ist die Veränderung. Vor dieser Tatsache kannst Du die Augen verschließen oder Dich ihr bewusst stellen. Entschließt Du Dich für den bewussten Umgang, so bietet Dir dies die Möglichkeit, auf Deine Umstände Einfluss zu nehmen und Dich auf die positiven Aspekte des Wandels auszurichten. Die Heldenreise hat großes Transformationspotenzial, mit dessen Hilfe Du die Opferrolle verlassen und zum aktiven Gestalter Deines Lebens werden kannst, indem Du Deine Ressourcen erkennst und zum Einsatz bringst. Das vorliegende Buch ist ein Arbeitsbuch. Es bringt Dich nur weiter, wenn Du Dich auf die Mal- und Schreibaufgaben einlässt und sie auch durchführst, also ins Tun kommst. Nimm Dir dafür so viel Zeit, wie Du brauchst. Du kannst die Aufgaben alleine bearbeiten oder Dir einen „Reisegefährten" suchen, also jemanden, der parallel seine eigene Heldenreise durchführt. Letzteres hat den Vorteil, dass Ihr Euch gegenseitig unterstützen könnt, sodass Ihr am Ball bleibt. Wiederhole den Prozess der Heldenreise gerne zu einem späteren Zeitpunkt. Meine Erfahrung hat mir gezeigt, dass sich genau das Thema zeigt, das gerade an der Reihe ist, sobald Du beginnst, mit dem Prozess zu arbeiten. Du musst nicht aktiv danach suchen und Du musst es auch nicht akkurat benennen. Fang einfach an und beobachte, was sich entfaltet. Bei einem weiteren Durchgang werden sich Deine Themen und Bilder verändern. Unser Entwicklungsweg ist wie eine Spirale. Wenn wir die nächste Stufe erreicht haben, beginnt ein neuer Zyklus.

Manchmal begegnen uns Herausforderungen, die wir nicht gleich bewältigen können. Besonders, wenn wir es bisher vermieden haben, tiefer in uns hineinzuschauen, ist es gut möglich, dass uns zunächst Aspekte unserer selbst begegnen, die nicht sonderlich schmeichelhaft sind. Das können Anteile von uns sein, die verletzt wurden und sich deshalb zurückgezogen haben. Sie sind die Torwächter zu unserem einzigartigen inneren Schatz. Wenn solche alten Verletzungen berührt werden, geraten wir leicht in eine Abwärtsspirale und gleiten in die Opferrolle ab. Wir fühlen uns ohnmächtig und glauben, keine Wahl zu haben. Bleibt dies unbeachtet, kann es sogar zu depressiven Episoden oder Burnout führen. Krankheitsbilder dieser Art entstehen meiner persönlichen Erfahrung nach, wenn uns die Sinnhaftigkeit unseres Seins oder Tuns verloren gegangen ist. Ein positiver Nebenaspekt der Heldenreise ist, dass Du lernst, besser für Dich selbst zu sorgen und festzustellen, was Du brauchst. Dazu gehört unter anderem, zu erkennen, wann Du Unterstützung benötigst, Dir diese dann auch zu suchen und anzunehmen. Manchmal ist es heldenhafter, zu sagen: „Ich schaffe es nicht allein", als den Super-Helden zu spielen.

Warum intuitives Malen und die Heldenreise?

In dem vorliegenden Buch verwende ich meine Interpretation der Heldenreise, so, wie ich sie als hilfreich in meinem eigenen Malprozess kennengelernt habe. Sie dient als Grundlage für eine Methode der Innenschau, die Dich durch das intuitive Malen in Kombination mit verschiedenen Schreibaufgaben zu mehr Selbsterkenntnis, Klarheit und innerer Freiheit führt. Die Auseinandersetzung mit Dir selbst auf kreative Art und Weise ermöglicht Dir tiefe Einblicke in Dein Seelenleben, die Dir durch bloßes Nachdenken oder Besprechen in dieser Form nicht gelingen werden. Der Ausdruck Deiner inneren Bilder macht sichtbar, was Du fühlst, wo Du momentan stehst und in welche Richtung es für Dich gehen kann. Diese Vorgehensweise dient Dir als Orientierungshilfe und ist ein Weg der Selbsterkenntnis, ist jedoch kein Ersatz für eine Therapie. Wenn Du in psychotherapeutischer oder psychiatrischer Behandlung bist, solltest Du vorher mit Deinem Arzt oder Therapeuten abklären, ob es zu diesem Zeitpunkt für Dich angebracht ist, mit diesem Buch zu arbeiten.

Intuition: Alle sprechen davon, aber was ist das?

„Der intuitive Geist ist ein heiliges Geschenk, der rationale Geist ein treuer Diener. Wir haben eine Gesellschaft erschaffen, die den Diener ehrt und das Geschenk vergessen hat" (Albert Einstein)

Intuition ist das, was Du nicht in Worte fassen kannst. Sie ist unsere innere Führung. Ein Gefühl, das Du nicht mit dem Verstand begreifen kannst. Sie erreicht Dich über Deine Sinne und Deinen Körper. Du nimmst einen Duft wahr, der etwas in Dir auslöst, spürst ein Flattern im Solarplexus. Du entdeckst eine Landschaft, in der Du Dich sofort wie zu Hause fühlst, obwohl Du sie vorher noch nie gesehen hast. Die

Intuition ist Wegweiserin und Botschafterin unserer Seele. Sie schickt uns Bilder, Zeichen, Symbole, Ideen, Impulse oder auch Begegnungen. Wenn Du den Gefühlen und Botschaften folgst, offenbart sich der nächste Schritt. Du erhältst eine innere Gewissheit, was als Nächstes zu tun ist. Der Verstand ist der Assistent der Intuition. Er hilft uns, die empfangenen Botschaften auf der materiellen Ebene umzusetzen und zu strukturieren. Der rationale Geist kann mit Unsicherheit nicht gut umgehen. Er möchte den gesamten Plan kennen und sendet uns Warnsignale, wenn etwas Neues auftaucht. Er leitet uns an, indem er mit dem bereits Vorhandenen vergleicht. Das Neue, Innovative entsteht immer aus der Intuition heraus. Albert Einstein hätte nie die Relativitätstheorie entwickelt, wenn er auf den alten Pfaden geblieben wäre. Deine Intuition lädt Dich konstant ein, über den Tellerrand hinauszublicken. Um dieser Einladung folgen zu können, ist es wichtig, dass Du mit Deinen Sinnen und Gefühlen in Kontakt stehst. Das intuitive Malen ist für Dich ein Übungsfeld auf sicherem Terrain. Dort kannst Du experimentieren, was sich gut anfühlt, welche Impulse hilfreich sind, um den nächsten Schritt zu tun, was Dir Spaß macht und Dich weiterbringt, wovor Du zurückschreckst oder wovon Du Dich ausbremsen lässt. Beim Malen hast Du nichts zu verlieren. Wenn Dir Dein Bild überhaupt nicht gefällt, kannst Du es sogar einfach übermalen. Dennoch erwirbst Du durch den Malprozess wertvolle, übertragbare Fähigkeiten, die Du mit der Zeit auch in anderen Lebensbereichen anwenden kannst.

Die Arbeit mit inneren Bildern

Beim Ausdrucksmalen und intuitiven Malen geht es in erster Linie darum, einen Zugang zu Dir selbst zu finden und Dein Innenleben zu beleuchten. Es ist ein Akt der Hingabe an den „Flow", an das Sich-Einlassen auf den Prozess und auf das, was aus Dir herausströmt. Wenn Du im „Flow" bist, folgst Du einfach Deinen Impulsen, ohne zu überlegen oder zu bewerten, was Du tust. Innere Bilder sind Botschaften Deiner Seele, die Dir zeigen wollen, was Dich gerade beschäftigt. Sie sind symbolisch zu verstehen, nicht wortwörtlich. Das bedeutet, sie bieten Interpretationsspielraum. Der Spezialist für die Interpretationen Deiner Bilder bist Du selbst, denn niemand kennt Dein Innenleben so gut wie Du. Es kann sein, dass Du sehr klare Bilder bekommst, in denen Du konkrete Formen und Farben oder sogar Motive erkennen kannst. Dies ist oft bei visuell veranlagten Menschen der Fall. Vielleicht haderst Du nun mit Dir, weil Du keine richtigen Bilder wahrnimmst. Keine Sorge! Das bedeutet nicht, dass Du keine Visualisierungen oder Fantasiereisen durchführen kannst. Mir selbst geht es manchmal so, dass ich nur eine Ahnung von einem Bild bekomme. Wenn ich diesem Impuls, so vage er auch sein mag, nachgehe, weiß ich plötzlich, was ich zu malen habe. Du musst diese Bilder nicht wirklich sehen können. Bei vielen Menschen ist es eher ein inneres Wissen als ein Sehen. Alle Empfindungen sind ganz individuell und gleichermaßen gültig. Manchmal verändern sich die Bilder während des Malprozesses. Auch das ist in Ordnung. Halte nicht an dem ursprünglichen Bild fest und lasse den Wandel zu. Das ist Transformation in Aktion. Folge dem, was sich zeigt, ohne es zu be- oder verurteilen, ohne es beeinflussen zu wollen. Je freier Du Deinen Impulsen folgen kannst, desto mehr wird sich von Deinem authentischen Selbst offenbaren. Wenn Du die Botschaft Deiner Bilder nicht gleich entschlüsseln kannst, leg sie beiseite und schau sie Dir später nochmals an. Vertraue darauf, dass sich die Botschaft offenbart.

Die Arbeit mit Deinen inneren Bildern ist tagesformabhängig und erfordert etwas Übung. Wenn es Dir schwerfällt, nimm die Herausforderung wahr und übe, ohne Dich dafür zu verurteilen.

Solltest Du den Wunsch verspüren, mit jemandem über Deine Bilder zu sprechen, suche Dir einen Gesprächspartner, der eine möglichst neutrale Haltung bewahren kann und Dir nicht seine eigene Interpretation unterjubelt. Es sollte jemand sein, der sich seiner eigenen Themen bewusst ist und unterscheiden kann, was Deines und was Seines ist. Manchmal ist es auch hilfreicher, Dich mit einem Menschen auszutauschen, der Dich nicht allzu gut kennt. Wenn wir mit einer Person sehr vertraut sind, sehen wir oft das, was wir sehen wollen, weil wir wissen, was den anderen gerade beschäftigt. Wichtig ist an dieser Stelle, was die Bilder für DICH bedeuten.

Ein inspirierender Weg, um mit Deinen inneren Bildern in Kontakt zu kommen, sind Fantasiereisen. Ich lade Dich ein, die nachfolgende Fantasiereise auszuprobieren. Wenn Du magst, sprich sie Dir selbst auf Band, lass sie Dir vorlesen oder wandle sie gerne Deinen Bedürfnissen entsprechend ab.

Fantasiereise: Der Rosengarten

Mache es Dir bequem und schließe Deine Augen. Nimm ein paar tiefe Atemzüge und entspanne Deinen Körper. Entspanne Deinen Kopf, Deinen Nacken, die Schultern und Arme, den Rücken, den Bauch, die Beine und Füße. Wenn Du irgendwo Anspannung verspürst, lass sie bewusst los, so gut es Dir gerade möglich ist. Dann stell Dir vor, Du folgst barfuß einem Weg. Spüre die Erde unter Deinen Füßen. Nimm jeden Schritt bewusst wahr. Nimm wahr, was sich am Wegrand befindet. Sind es Blumen, Bäume oder vielleicht Berge? Oder nur abstrakte Konturen? Der Weg führt Dich in einen Rosengarten. Du öffnest das Tor und trittst hinein. In dem Garten befinden sich Rosen in allen möglichen Farben. Nimm alle Farben wahr, die Du sehen kannst. Du wandelst von einem Rosenstrauch zum nächsten. Hin und wieder tauchst Du Deine Nase in einen der Blütenkelche und saugst den betörenden

Duft in Dich auf. Du berührst die Blütenblätter und streichst mit Deinen Fingern darüber. Wie fühlen sie sich an? Eine sanfte Brise weht durch den Garten und Du nimmst das Rascheln der Sträucher und Blätter wahr. Du spürst den sanften Sommerwind auf Deiner Haut. Auf Deinem Rundgang kommst Du an einem Tisch vorbei, auf dem ein Teller mit Pralinen steht. Du nimmst eine davon in den Mund. Sie ist in Rosenwasser getränkt. Während Du weiter durch den Garten gehst, lässt Du Dir den feinen Geschmack auf der Zunge zergehen. Nun ist es Zeit, zurückzukehren. Du wirfst einen letzten Blick auf die Rosen und verlässt dann durch das Tor den Garten. Auf dem Weg, auf dem Du gekommen bist, kehrst Du zu Deinem Ausgangspunkt zurück. Recke und strecke Dich und öffne langsam wieder die Augen. Kehre ins Hier und Jetzt zurück.

Visualisierungen oder Fantasiereisen dieser Art sind immer eine Einladung, ins Malen zu kommen. Dazu wirken sie entspannend, schulen die Wahrnehmung von Körperempfindungen und aktivieren Deine Sinne.

Wie ist das Buch aufgebaut?

Die Heldenreise, so, wie ich mit ihr arbeite, besteht aus elf aufeinanderfolgenden Schritten, die alle nachfolgend mit Beispielen detailliert erläutert werden. Zu jedem Schritt gibt es mindestens eine Schreib- und eine Malaufgabe. Die Schritte und Aufgaben bauen aufeinander auf. Daher sollten sie in der vorliegenden Reihenfolge bearbeitet werden. Am Ende findest Du eine Zusammenfassung und eine Abschlussaufgabe, die Dir hilft, Deine Erkenntnisse zu konsolidieren und auf den Punkt zu bringen. Spätestens dann wirst Du die Botschaften Deiner Bilder verstehen.

Zu jeder Malaufgabe in diesem Buch findest Du einen Kreativtipp zum Ausprobieren. In erster Linie dient das Malen hier jedoch als Methode für Deine persönliche Weiterentwicklung. Es gibt keine Schritt-für-Schritt-Anleitungen und es werden keine Maltechniken unterrichtet.

Muss ich malen können, um mit diesem Buch zu arbeiten?

Nein! Konventionelle Maltechniken zu beherrschen, ist beim intuitiven Malen so wie Fahrradfahren mit Stützrädern. Es gibt Dir Sicherheit, aber es kann Dich unter Umständen auch behindern. Falls Du in einer bestimmten Maltechnik schon sehr geübt bist, beobachte, ob sie Dir als Komfortzone dient, in der Du nie über das hinausgehst, was Du bereits kannst. Ich lade Dich ein, bewusst neue Techniken und Medien auszuprobieren. Wenn Du Malanfänger bist, betrachte Dich als Forschungsreisenden, der sich auf neues Terrain vorwagt. Was die Heldenreise und das intuitive Malen verbindet, ist: Zu beidem brauchst Du Mut. So, wie Du beim Radfahren irgendwann das Wagnis eingehen musst, die Stützräder abzumontieren mit dem Wissen, dass Du fallen kannst, brauchst Du bei der Heldenreise Mut, Dich auf den Weg zu machen und neues Terrain zu erforschen. Mut, einen Blick über den Tellerrand zu wagen, um zu erkunden, was außerhalb der Komfortzone möglich ist, Mut, den Pinsel in die Hand zu nehmen und Deine inneren Bilder aufs Papier zu bringen. Du erlebst dadurch aber auch ein Freiheitsgefühl, das Dir beim Fahren mit Stützrädern vorenthalten bleibt. Genauso ist es, wenn Du in Deiner Komfortzone bleibst, wo Du zwar in Sicherheit bist, aber auch nicht Dein volles Potenzial entfaltest.

Der Umgang mit Farben, das kreative Schaffen und das Experimentieren mit Deinem eigenen Ausdruck sollte Dir natürlich grundsätzlich Spaß machen. Es bringt Dich nicht weiter, wenn Du Dich zu etwas zwingst, was Dir keine Freude bereitet, nur weil Du glaubst, eine vorgegebene Aufgabe erfüllen zu müssen. Die Aufgaben in diesem Buch sind überwiegend auf das Malen mit Acrylfarben ausgelegt. Solltest Du feststellen, dass das Malen oder das Medium Acrylfarbe nicht das Richtige für Dich ist, beschreite neue Wege. Probiere Wasserfarben oder Pastellkreiden aus. Arbeite mit Ton oder Holz, schreibe Musikstücke, nähe oder stricke, lege Mandalas mit in der Natur gesammelten Materialien. Versuche, eine Haltung der kindlichen Vorfreude zu kultivieren und sei neugierig, was sich Dir zeigt. Besonders, wenn wir Neues ausprobieren, das wir noch nicht so lange geübt haben, meldet sich gerne der Innere Kritiker zu Wort und will uns einreden, dass wir das nicht können. Nimm ihn wahr, aber lass Dir von ihm nicht den Spaß verderben. Auf den Umgang mit dem Inneren Kritiker und anderen Inneren Antreibern werde ich an späterer Stelle noch detaillierter eingehen.

Zu jeder Malaufgabe findest Du ein Beispiel, wie ein Bild zu der Aufgabe aussehen könnte. Die Bilder entstammen meinen eigenen Prozessen und sind daher völlig individuell. Deine Bilder werden vollkommen anders aussehen. Bitte folge unbedingt Deinen inneren Impulsen! Hier gibt es kein Richtig oder Falsch. Die Aufgaben sollen Dich zu Deinem einzigartigen, authentischen Ausdruck bringen.

Was brauche ich an Material?

Für die Schreibaufgaben brauchst Du ein Notizbuch als Arbeitsbuch und einen Stift.

Grundausstattung für die Malaufgaben:

- Acryl-, Gouache- oder Aquarellfarben in den Grundfarben Blau, Grün, Rot, Gelb, Schwarz, Weiß, eventuell noch weitere Farben wie Braun, Ocker, Pink und Violett. Wenn Du Dich mit Farben bereits auskennst, kannst Du Zwischentöne auch selbst mischen. Wähle die Art der Farben nach Deiner Präferenz aus. Lege Dir zum Einstieg zumindest die Grundfarben plus Schwarz und Weiß zu, eventuell noch zwei bis drei weitere Farbtöne. Für Anfänger eignen sich Acryl- oder Gouachefarben gut. Beides sind kräftige, leuchtende Farben, die schnell trocknen. Gouachefarben sind wasserlöslich, Acrylfarben nicht. Wähle eine Mischung aus relativ transparenten und deckenden Farben. Du musst nicht unbedingt die teuersten Farben kaufen. Es lohnt sich aber, wenn Du Dir zumindest ein paar Farben in guter Künstlerqualität zulegst, da sie eine bessere Leuchtkraft haben als Studio- oder Schulfarben. Ölfarben sind aufgrund der langen Trocknungszeiten weniger geeignet. Für Aquarellfarben benötigst Du spezielles Aquarellpapier und Aquarellpinsel. Im Gegensatz zu Bildern aus Acryl- oder Gouachefarben, kannst Du Aquarellbilder nicht übermalen.
- Mehrere Stifte wie Bunt- und Bleistifte, Kohle, Grafitstifte, Filzstifte oder auch Pastellkreide
- Wenn Du mit Kohle und Pastellkreide arbeitest, brauchst Du ein Fixierspray, da Deine Bilder sonst verwischen.
- Pinsel in verschiedenen Stärken und Größen. Lege Dir als Grundausstattung am besten eine Mischung aus ca. zehn Flach- und

Rundpinseln zu. Beim Künstlerbedarf gibt es häufig 5er oder 10er Packs mit Pinseln in verschiedenen Größen zu kaufen. Wenn Du ein sehr großes Papierformat verwendest und eher großflächig malst, bietet es sich an, zumindest einen sehr breiten Flachpinsel zu kaufen. Auch mit billigen Malerpinseln aus dem Baumarkt kann man interessante Effekte erzielen.

- Wasserglas
- Palette (z. B. Plastikteller oder Deckel eines Plastikeimers)
- Acryl- oder Aquarellmalpapier in A3 oder größer. Du kannst Dir Papier in zwei oder drei verschiedenen Größen zulegen oder Du kaufst große Bögen und schneidest sie Dir zurecht, wenn Du im kleineren Format arbeiten willst. Wähle möglichst dickes Papier. Ich empfehle mindestens 220 g/m². Mit Acrylfarben lässt sich auch gut auf Aquarellpapier malen.
- Collagematerial (z. B. alte Zeitschriften)
- Acrylmalgel zum Aufkleben des Collagematerials, alternativ auch Bastelkleber
- Fotos von Dir, eventuell auch in Kopie und vergrößert
- Kohlepapier zum Durchpausen
- Weißen Gesso. Gesso wird zur Grundierung von Leinwänden, Papier, Holz, Stein usw. verwendet und dient als Untergrund für Acryl- oder Gouachefarbe. Alternativ auch weiße, deckende Acrylfarbe
- Ich verwende Kernseife zum Reinigen der Pinsel. Sie ist kostengünstig und schont die Pinsel, da die Pinselhaare durch die Kernseife nicht austrocknen und brüchig werden.

Online Shops wie Gerstaecker Künstlerbedarf oder Boesner Künstlerbedarf bieten eine große Auswahl an Malgründen, Pinseln, Farben und allem, was das Künstlerherz begehrt. Auf den jeweiligen Webseiten findest Du ebenfalls Adressen von verschiedenen Niederlassungen, wo Du vor Ort einkaufen kannst. Auch größere Drogeriemärkte und Schreibwarenabteilungen in Kaufhäusern bieten Künstlerbedarf und Malmaterial an.

Falls Du zusätzliches Material benötigst, weise ich an den relevanten Stellen darauf hin. Lege Dir auf jeden Fall eine Grundausstattung zurecht, sodass Du im Prozess bleiben kannst und nicht erst auf eine Lieferung warten musst, weil Dir ein Teil des Materials fehlt. Alle Malarbeiten können an einem Tisch durchgeführt werden. Falls Du keine Staffelei besitzt, musst Du nicht extra eine anschaffen.

Malen mit Acrylfarben

Acrylfarben bestehen aus Pigmenten, Bindemittel und Lösungsmittel. Sie trocknen sehr schnell und eigenen sich wunderbar für Anfänger und Fortgeschrittene. Die Preise variieren je nach Marke und Qualität. In Studioqualität kann man eine 120 ml Tube bereits für 2 bis 3 Euro bekommen. In Künstlerqualität kostet eine 75 ml Tube zwischen 5 und 8 Euro. Die Farben in Künstlerqualität haben in der Regel eine bessere Leuchtkraft. Künstlerbedarf Online Shops bieten in der Regel eine günstige Hausmarke an, führen aber auch alle gängigen Marken wie Amsterdam, Lukas, Schmincke, Winsor & Newton etc.

In der Regel sind Acrylfarben eher pastos, also dickflüssig, können aber mit Wasser verdünnt werden. Manche Marken bieten sowohl pastose als auch dünnflüssige Acrylfarbe an. Auch wird zwischen deckender und transparenter Farbe unterschieden. Da Acrylfarbe sehr schnell trocknet, wird sie gerne zum Malen in Schichten verwendet. Es bietet sich an, die unteren Schichten in deckender Farbe zu malen und die oberen in transparenter, sodass die unteren Schichten durchscheinen. Bitte beachte, dass Acrylfarbe nicht wasserlöslich ist, wenn sie einmal getrocknet ist.

Zum Vermalen der Farbe eignen sich sowohl Rund- als auch Flachpinsel, Malmesser und Spachteln. Auch mit den Fingern lässt sich Acrylfarbe aufgrund der pastosen Konsistenz gut vermalen. Als Malgründe werden in der Regel sowohl Acryl- oder Aquarellpapier als auch Leinwände, Karton, Holz oder spezieller Malkarton (eine Mischung aus Karton und Leinwand) verwendet.

Malen mit oder ohne Hilfsmittel

Das leere Blatt bietet unbegrenzte Möglichkeiten. Bei manchen löst das ein freudiges Kribbeln aus, bei anderen Panik. Gerade Malanfänger, Menschen, die schon sehr lange nicht mehr gemalt haben oder bereits in der Schule gesagt bekamen, dass sie völlig talentfrei sind und es lieber lassen sollten, fühlen sich mit dem freien Malen oft überfordert. Es kursieren viele Vorurteile und negative Glaubenssätze über das Malen und Kunst im Allgemeinen. Mir begegnen viele Malinteressierte, die glauben, kein Talent oder keine Ideen zu haben, fangen daher erst gar nicht damit an und berauben sich so ihrer eigenen kreativen Schaffenskraft. Ich bin der Ansicht, dass Malen zu mindestens 90 % Übungssache ist und wenig Talent erfordert. Durch Übung schulst Du Deinen Blick und Deine malerischen Fertigkeiten verfeinern sich in einem natürlichen Entwicklungsprozess. Die Malaufgaben in diesem Buch können mit einer minimalen Ausstattung von Papier, ein paar Pinseln und ein paar wenigen Farben bearbeitet werden. Du könntest die Übungen sogar nur mit Papier und Bleistift oder Buntstiften durchführen. Wenn Du Dir mehr Inspiration wünschst, experimentiere gerne mit den folgenden Hilfsmitteln:

- Fotos sind eine unerschöpfliche Inspirationsquelle. Sammle Bilder von Landschaften oder Motiven, die Dich berühren. Sie können als Vorlage für ein Gemälde dienen oder einfach als

Idee, als Ausgangspunkt für ein Bild, dessen Entwicklung sich im Malprozess verselbstständigt.

- Schablonen helfen Dir, exakte Formen oder gleichmäßige Muster zu zeichnen, die Du im Anschluss nach Belieben ausmalen oder daraus sogar eigene Mandalas erstellen kannst.

- Alte Zeitschriften eignen sich sehr gut als Collagematerial, zur generellen Ideenfindung oder als Nachschlagewerke, wenn Du bestimmte Motive suchst, die Du aus der Vorstellung heraus nicht ohne Vorlage malen oder zeichnen kannst. Aufgeklebte Zeitschriftenausschnitte lassen sich hervorragend als Ausgangspunkt für ein Bild nutzen, wenn Dir die zündende Ausgangsidee fehlt.

- Stempel lassen sich aus vielem herstellen, was Du zu Hause hast. In Paketen findest Du manchmal Verpackungsschutzmaterial aus Styropor, das entweder schon eine interessante Form hat oder sich zuschneiden lässt. Verwende Apfelstükke, Selleriestücke, Kartoffeln, Lauch oder getrocknete Blätter. Auch Rundpinsel aus dem Baumarkt oder Schaumpinsel aus dem Künstlerbedarf eignen sich zum Stempeln. Oder natürlich Deine Finger oder Hände!

- Mit Tusche und Strohhalm lassen sich Bäume oder Zweige kreieren. Tropfe etwas Zeichentusche auf ein Papier. Dann nimm einen Strohhalm und zerpuste die Tusche in verschiedene Richtungen. Wenn Dir das nicht ausreicht, ziehe die Verläufe mit einer Feder oder einem Pinselstiel noch weiter auseinander.

Ob Du mit Hilfsmitteln oder ohne arbeitest, ist eine Frage Deiner Präferenz und hat nichts damit zu tun, ob Du „besser" oder „schlechter" malst. Beim intuitiven Malen lernst Du, für Dich selbst zu sorgen. Fange damit an, indem Du das Material wählst, mit dem Du Dich am wohlsten fühlst.

Arbeiten im geschützten Raum

Sorge dafür, dass Du Ruhe und Platz für Dein kreatives Schaffen hast. Ein wichtiger Aspekt beim Ausdrucksmalen ist der geschützte Raum. Das bedeutet, dass Du Dich durch Deine Bilder frei ausdrücken kannst, ohne dafür kritisiert zu werden. Wenn Du das Buch alleine durcharbeitest, bestimmst Du ihn selbst. Bitte Menschen, mit denen Du zusammenlebst, ihn zu respektieren und Deinen kreativen Ausdruck als kritikfreie Zone zu betrachten.

Vielleicht magst Du jeden Schritt auf Deiner Heldenreise mit einem kleinen Ritual beginnen. Das können ein paar bewusste Atemzüge sein, das Anzünden einer Kerze oder Duftlampe oder auch das liebevolle Herrichten Deines Mal- oder Arbeitsraumes. Falls Du einen separaten Arbeitsraum hast, super! Falls nicht, kein Problem! Du brauchst kein perfekt ausgestattetes Atelier. Du solltest Dich nur so wohl fühlen, dass Du Dich auf den Prozess einlassen kannst.

Solltest Du einmal an einer Stelle überhaupt nicht vorankommen, nimm Abstand. Tritt weg vom Bild. Geh spazieren, laufen, eine Runde schwimmen, lege Deine Lieblingsmusik auf und tanze durch den Raum, erledige Deine Gartenarbeit und steige mit einem frischen Blick wieder ein. Mir kommen oft beim Wandern die tollsten Ideen. Deshalb habe ich meistens mein Skizzenbuch mit im Gepäck.

Einer der Vorteile bei der Arbeit mit diesem Buch ist, dass Du zeitlich flexibel bist. Du kannst die einzelnen Schritte in wenigen Tagen durcharbeiten oder Dir mehrere Wochen Zeit lassen. Manchmal wollen die Zwischenergebnisse erst verdaut werden, bevor wir bereit sind für die nächste Etappe. Verlasse Dich dabei ganz auf Dein Gefühl. Allerdings sollten die Lücken nicht zu groß sein, da es sonst schwierig wird, im Malprozess zu bleiben.

Wenn Du die Heldenreise für Dich alleine durchführst, liegt die ideale Bearbeitungszeit zwischen zwei Wochen und drei Monaten.

Bist Du bereit? Dann lass uns gemeinsam auf die Reise gehen:

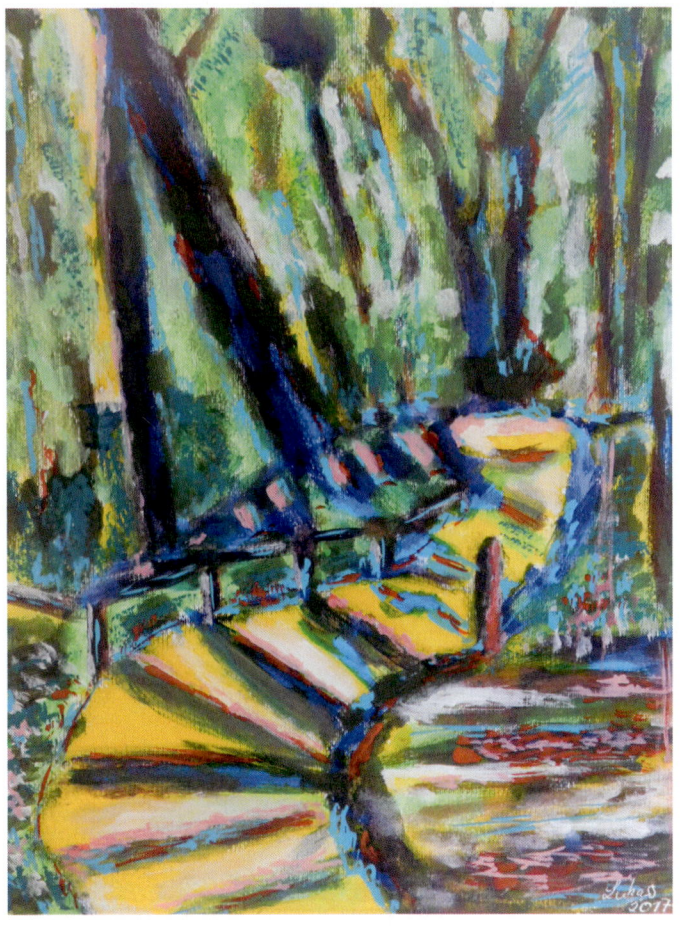

Tauche in den Dschungel Deiner Intuition ein

Schritt 1: Standortbestimmung – Wer bin ich?

Deine Reise beginnt immer im Hier und Jetzt. Die Vergangenheit ist vorbei, die Zukunft hat noch nicht begonnen. Deshalb ist Grundlage und Ausgangspunkt Deiner Reise die Frage:

Wer bin ich jetzt gerade?

Wir beginnen mit einer **Schreibaufgabe,** die Dir helfen soll, Deinen jetzigen Standort zu bestimmen. Geh dabei möglichst spontan vor, ohne zu viel darüber nachzugrübeln.

Die Kombination unserer Stärken und Schwächen hat unseren bisherigen Werdegang geprägt und uns zu dem gemacht, was wir in diesem Moment gerade sind. Sie haben unseren Charakter geformt, unsere Berufswahl sowie unsere Wahl von Partnern und Freunden beeinflusst. Auch bestimmen sie, wie wir mit Herausforderungen, Lebenskrisen und unserem Umfeld umgehen. Beantworte Dir selbst daher die folgenden Fragen:

Was sind Deine **Stärken**? Was zeichnet Dein Wesen aus?

Beispiele können sein: Klarheit, Kommunikationsfähigkeit, Durchhaltevermögen, Begeisterungsfähigkeit, Einfühlungsvermögen, Mut, Selbstsicherheit oder Organisationstalent. Falls Du Deine Stärken nicht so klar benennen kannst, schreib etwas auf, das Du gut kannst. Vielleicht fällt Dir etwas ein, wofür Du einmal gelobt wurdest oder ein bestimmtes Thema, zu dem Dich Deine Freunde häufig um Rat bitten. Erinnerst Du Dich an etwas, worauf Du besonders stolz bist? Für manche Menschen ist es sehr schwierig, die eigenen Stärken klar zu sehen. Wenn es Dir so geht, dann frage Deinen Partner, gute Freunde oder Deine Familie, was sie für Deine Stärken halten. Frage am besten mehrere Personen, denn Du wirst unterschiedliche Antworten erhalten.

Nimm ein paar tiefe Atemzüge und spüre in Deinen Körper hinein. Kannst Du diese Stärken irgendwo wahrnehmen? Wie fühlt es sich an?

Schreibe die ersten drei Stärken auf, die Dir einfallen. Falls dabei starke Gefühle aufkommen, schreibe diese ebenfalls auf.

Meine Stärken sind:
1. _____
2. _____
3. _____

Oft fällt es uns leichter, unsere Schwächen zu erkennen als unsere Stärken. Beantworte Dir die nächste Frage:

Was sind Deine **Schwächen**?
Beispiele können sein: Angst, anders zu sein, Angst vor Veränderung, Unsicherheit im Umgang mit anderen Menschen, Selbstzweifel, Neigung zu Panik.
Vielleicht fällt Dir eine konkrete Situation ein, in die Dich eine Deiner Schwächen gebracht hat oder immer wieder bringt. Atme ein paar Mal tief ein und aus und spüre in Dich hinein. Wie wirken sich Deine Schwächen auf Deinen Körper aus? Spürst Du irgendwo Schmerz oder Enge? Wie haben sie Deinen Werdegang geprägt?

Dann nimm Dir wieder Notizbuch und Stift zur Hand und schreibe die drei Schwächen auf, die Dir zuerst einfallen.

Meine Schwächen sind:
1. _____
2. _____
3. _____

Nun kommt Deine **erste Malaufgabe**: Wir sind immer noch bei der Standortbestimmung. Schließe für einen Moment die Augen und stelle Dir vor, Du bist eine Landschaft. Das kann eine Insel sein oder ein Landstrich. Wer bist Du jetzt gerade? Wie sieht Deine Seelenlandschaft aus? Gibt es dort irgendwelche Ortschaften, Pflanzen, Tiere oder Personen? Zeigen sich Deine Stärken oder Schwächen in einer bestimmten Form? Welche Farben machen Dich gerade aus? Vielleicht gibt es einen „See der Klarheit", einen „Wald der Kraft" oder eine „Gipfel der Angst". Finde Deine eigenen Ortsbezeichnungen und zeichne sie ein, falls es Dir angebracht erscheint. Nimm Dir einen Malgrund in mindestens A3 oder größer und male Deine Seelenlandschaft. Diese kann so konkret oder abstrakt aussehen, wie es Dir beliebt. Wähle intuitiv die Farben, die Dir am stimmigsten erscheinen. Lass Dir für Deine Seelenlandschaft mindestens eine Stunde Zeit zum Malen.

Wenn Du Malanfänger bist und Dir diese Aufgabe für den Anfang zu mächtig erscheint, dann bastle alternativ eine Collage Deiner Seelenlandschaft. Verwende Zeitschriften, Fotos oder auch Bilder aus alten Reiseführern. Genauso gut kannst Du Fotos zum Durchpausen verwenden.

Wenn Du Dein Bild zu Ende gemalt hast, betrachte es mit etwas Abstand. Beobachte Deine Gedanken und Gefühle dazu. Fällt Dir etwas Besonderes auf, so notiere Deine Erkenntnisse in Deinem Arbeitsnotizbuch.

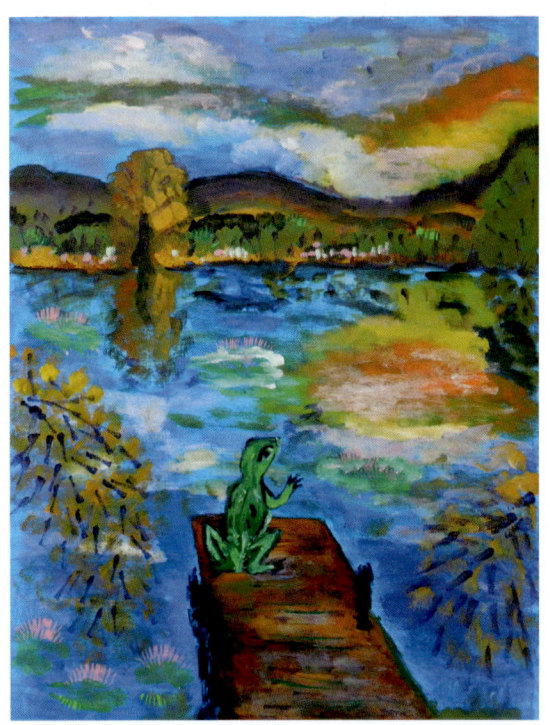

Der See der Erkenntnis – wie im Innen so im Außen

Verwendetes Material: Acrylmalpapier 290 g/m² im Format 50 x 65, Acrylfarben, verschiedene Pinsel, Kohle zum Vorzeichnen der Konturen und der Bildeinteilung

Kreativtipp: Acrylfarben eigenen sich gut dazu, in Schichten zu arbeiten. Ich habe das gesamte Bild mit einem mittleren Blau grundiert und dann in mehreren Schichten darüber gemalt. Die unterste Schicht leuchtet durch die dünneren Schichten hindurch. Dadurch entsteht Tiefe. Du kannst auch mit dem Pinselstiel etwas in die noch feuchte Farbe der obersten Schicht hineinkratzen. Dann leuchten die unteren Schichten noch mehr durch.

Schritt 2: Der Ruf zum Abenteuer – die Botschaften der Seele hören

Bist Du bereit für die nächste Etappe?

Mein Weg zum Abenteuer Malen begann mit dem Ruf zu einem Abendkurs für intuitives Malen bei der Volkshochschule. Ich hatte schon länger das Gefühl gehabt, dass in meinem Leben etwas fehlte und meine Kreativität brachlag. Die Kursbeschreibung im Programmheft hatte mich neugierig macht. Also meldete ich mich spontan an. Am ersten Abend saß ich mit den anderen Teilnehmern in einem Stuhlkreis und wir stellten uns gegenseitig vor. Seit meiner Schulzeit hatte ich weder einen Pinsel in der Hand gehabt noch einen Gedanken an das Malen verschwendet. Wir hatten noch nicht einmal ein Bild gemalt und doch durchzuckte mich dieser Impuls: Das will ich machen! Ich will mich zur Malbegleiterin ausbilden lassen und selbst Kurse anbieten. Sofort begannen die Ideen zu sprudeln, wie ich eigene Workshops gestalten könnte.

Vielleicht geht für Dich gerade eine Lebensphase zu Ende oder etwas fühlt sich nicht mehr stimmig an, Du hast Zweifel, ob das alles gewesen sein soll oder spürst einfach, dass Du zu viel mehr fähig bist als zu dem, was Dich im Moment gerade ausmacht. Dann bist Du bereits im Empfangsmodus.

Sicher hast Du auch schon etwas in der Art erlebt: Jemand macht eine Bemerkung, die etwas in Dir auslöst. Eine Freundin lädt Dich zu einem Workshop ein, auf den Du selbst nie gekommen wärst. Du stolperst über eine Anzeige, einen Zeitungsartikel oder ein Buch und eines fügt sich zum anderen. Alles nur Zufall? Ja! Es ist Dir etwas zugefallen. Nun denkst Du vielleicht: „Ich lese doch ständig Zeitungen oder Bücher, die ich interessant finde. Ich bekomme häufig Einladungen zu Workshops." Das mag so sein. Aber wir merken in der Regel schnell, ob gerade diese Einladung oder dieses Buch etwas mit uns zu tun hat oder nicht. Es findet ein inneres Erkennen statt. Oft manifestiert sich dieses Erkennen im Körper. Du bekommst Gänsehaut oder Schmetterlinge im Bauch. Das ist der Keim einer Geschichte, die sich in Deinem Leben entfalten möchte. In dem Moment hast Du die Wahl, ob Du diesem Weg folgen und mehr über Dich erfahren möchtest oder nicht. Wenn Du Dich entscheidest, den Weg weiterzugehen, entwickelt sich oft eine gewisse Dringlichkeit. Es folgen weitere Impulse, die umgesetzt werden wollen. Manchmal muss der Ruf auch mehrfach bei uns anklopfen, weil wir ihn beim ersten Mal ignoriert oder einfach nicht gehört haben. Das äußert sich dann in der Regel so, dass wir immer wieder in eine ähnliche Situation geraten, bis wir uns entschließen, genauer hinzusehen.

Zunächst eine kleine **Schreibaufgabe**. Nimm Dir Notizbuch und Stift zur Hand:
Gab es ein Ereignis oder mehrere Ereignisse in Deinem Leben, die Dich veranlasst haben, eine neue Richtung einzuschlagen? Schreibe maximal drei auf. Was ist passiert und was hast Du dabei gefühlt? Was ist aus dem Ruf geworden? Hast Du Deine Impulse weiterverfolgt? Was hat sich dadurch in Deinem Leben verändert? Falls nicht, was hat Dich davon abgehalten? Nimm Dir 15 - 20 Minuten Zeit zum Schreiben. Schreibe spontan auf, was kommt, ohne Dir Gedanken über Logik oder Reihenfolge zu machen.

Visionen und Bilder in der Natur und in unserem inneren Bewusstsein haben Gültigkeit. Wir sind es nicht mehr gewohnt, unserem Inneren und dem, was es uns zeigt, zu vertrauen, da der Verstand in unserer westlichen Erziehung einen höheren Stellenwert genießt als die Intuition. Das intuitive Malen hilft Dir, Deine inneren Bilder sichtbar zu machen und zu lernen, mehr und mehr Deinen Impulsen zu folgen. Immer, wenn sich beim Malen etwas nicht gut anfühlt, halte inne und frag Dich: Was muss ich tun, damit es sich besser anfühlt? Achte dabei auf die subtilen Kleinigkeiten. Es kann sein, dass die Intuition sehr sachte anklopft. Manchmal bedeutet das, eine andere Farbe zu verwenden, den Pinsel zu wechseln, das Bild von Längs- auf Querformat zu drehen oder es gar komplett zu übermalen. Ein Bild vollständig zu übermalen, erfordert, loszulassen und sich der Veränderung hinzugeben. Das Malen ist ein sicheres Übungsfeld, das Du allmählich auf andere Lebensbereiche ausdehnen kannst. Du trainierst dabei Deine Sinne und lernst, ihnen wieder zu vertrauen. So wächst das Vertrauen in Dich selbst.

Wenn der innere Ruf Dich ereilt, sind die Botschaften, die Du erhältst, oft nicht konkret oder sie klingen erst mal großartig, Du hast aber keine Ahnung, wie Du sie umsetzen sollst. Sagen wir, Du erhältst den Impuls, ein Seminarzentrum zu eröffnen, in dem Menschen sich weiterbilden und vernetzen können. Du hast aber weder die passenden Räumlichkeiten noch ausreichende Kenntnisse, um dies umzusetzen. Dann ist es wichtig, dass Du Dir bewusst machst, welche Ressourcen Dir zur Verfügung stehen und wie Du diese Ressourcen nutzen kannst, um Dein Ziel möglichst konkret zu formulieren und die notwendigen Schritte einzuleiten. Vielleicht verfügst Du ja bereits über ein tolles Netzwerk von Menschen, die Dich unterstützen können oder Du bist sehr ausdauernd und hast handwerkliche Kenntnisse, die Du bei der Renovierung eines passenden Objekts einsetzen könntest.

Schreibaufgabe:
Nimm nochmals Deine Notizen von vorhin zur Hand und überlege, welche Deiner Ressourcen Dir helfen würden, die bereits erhaltenen Impulse weiterzuverfolgen oder Dich in eine neue Richtung weiterzu-

entwickeln. Vielleicht bist Du wortgewandt und kannst gut schreiben, hast tolle IT-Kenntnisse, bist handwerklich geschickt und baust Möbel selbst oder Du hast Verhandlungsgeschick und bist ein Kommunikationstalent. Was es auch ist, schreibe drei bis fünf Ressourcen auf.

Malaufgabe:
Suche Dir mindestens eine Deiner Ressourcen aus und male entweder die Ressource selbst oder wie sie zum Einsatz kommt. Du kannst dabei eine konkrete Szene malen, ein Symbol oder etwas Abstraktes. Eine weitere Möglichkeit ist: Male den Teil Deiner Seelenlandschaft aus Deinem vorherigen Bild, der sich durch den Einsatz Deiner Ressource verändert. Wähle die Option aus, die für Dich am stimmigsten ist.

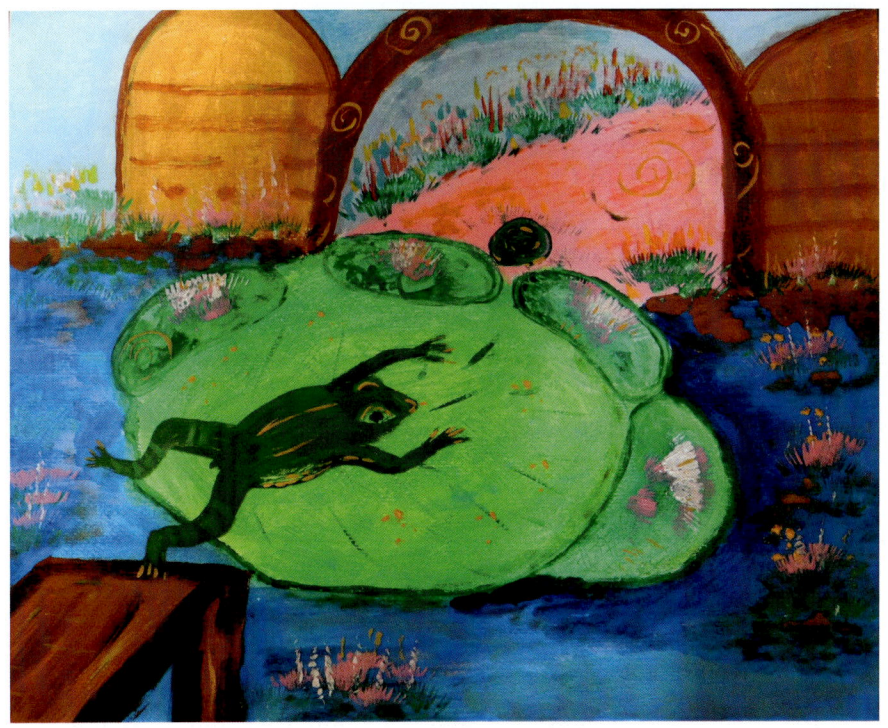

Optimismus und Vertrauen – den Sprung ins Neue wagen

Verwendetes Material: Acrylfarben, besondere Farben Neongrün und Gold, Acrylmalpapier 400 g/m² im Format 40 x 50, Pinsel in verschiedenen Stärken

Kreativtipp: Schneide Dir aus einem Karton einen Passepartout in der Größe Deiner Wahl aus, den Du als Sucher verwendest. Du kannst damit auf Deinen alten Bildern neue Motive entdecken oder beim Blättern in Zeitschriften Inspiration finden.

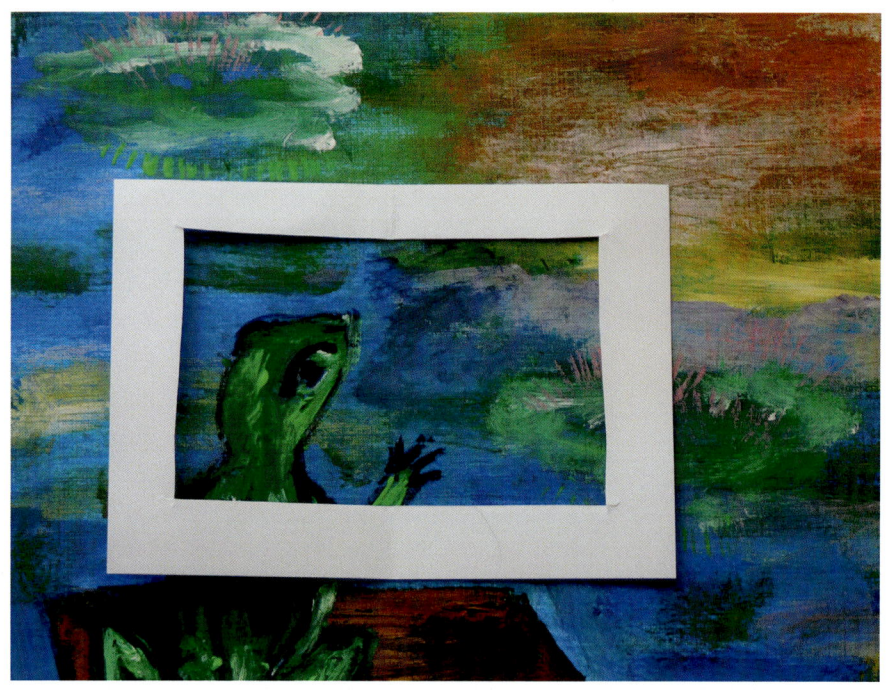

Einen Passepartout als Motivsucher verwenden.

Die inneren Impulse wahrnehmen lernen

„Wenn Du zweifelst, halte inne und warte. Wenn der Zweifel nicht länger für Dich existiert, geh voran mit Mut. Solange der Nebel Dich umhüllt, halte inne. Verhalte Dich ruhig, bis das Sonnenlicht den Nebel

durchdringt und auflöst – was es sicher tun wird. Dann handle mit Mut." (White Eagle)

Die Seele sendet uns ständig Botschaften und versucht, uns zu leiten. Nur sind wir oft so in vermeintlich wichtigere Dinge verstrickt, dass wir die Botschaften nicht hören, weil sie den Alltagsnebel nicht durchdringen können. Wenn sie uns doch erreichen, schaltet sich gleich der Verstand dazwischen und wirft ein: „Das geht nicht. Es ist zu kompliziert. Wie soll das funktionieren?" Die Erkenntnisse sind zunächst einmal reines Potenzial. Wir müssen gar nicht sofort wissen, wie wir sie umsetzen können. Im ersten Schritt gilt es nur, sie wahrzunehmen. Der Verstand sucht nach bekannten Referenzpunkten, mit denen er vergleichen kann. Doch der Weg der Seele ist Neuland. Du betrittst ein Terrain ohne Landkarte. Beim Gehen des Wegs entsteht eine neue Landkarte, die Du selbst gestaltest. Stellenweise fühlt es sich so an, als ob Du Dich im Dunkeln mit ausgestreckten Armen voran tastest. Dabei kannst Du immer wieder überprüfen, wie sehr Du Dir selbst und Deinen Sinnen vertraust. Wenn Du das Vertrauen nicht mehr spürst, halte inne und warte auf einen Impuls Deiner Seele, die Dir den nächsten Schritt auf Deiner inneren Landkarte aufzeigt. Es ist keine allgemeingültige Karte, sondern eine individuelle, die nur für Dich gilt. Deshalb ist der Vergleich mit anderen der sichere Weg in die Sackgasse.

Bonus-Schreibübung: Der Seele zuhören lernen
Manchmal fällt es uns schwer, den Impuls für den nächsten notwendigen Schritt wahrzunehmen. Durch Üben kannst Du Deine Wahrnehmung schulen und verfeinern. Für diese Aufgabe brauchst Du wieder Stift und Papier. Schreib eine Frage auf, auf die Du eine Antwort suchst. Zum Beispiel: Was hindert mich daran, mein Ziel, ein Seminarzentrum zu eröffnen, zu erreichen? Oder Du beginnst mit einer allgemeineren Fragestellung: Wie kann ich am besten mein Poten-

zial entfalten? Dann schreib einfach los, ohne darüber nachzudenken und ohne den Stift abzusetzen. Achte nicht auf Rechtschreibung, Zusammenhänge oder Grammatik, sondern schreib so lange weiter, bis nichts mehr kommt, auch wenn es sich zunächst wie völliger Unsinn anfühlt. Die Zusammenhänge erschließen sich meist erst später. Mit der Antwort, die Du erhalten hast, kannst Du arbeiten. Schau Dir an, welche negativen Glaubenssätze sich dahinter verbergen und wandle sie in positive um oder male ein Bild dazu. Je öfter Du diese Übung wiederholst, desto mehr wird Dein Vertrauen in die Kommunikation mit Deiner Seele wachsen.

Nun hast Du mehr über Deinen inneren Ruf und Deine Ressourcen erfahren. Damit gehen wir weiter zur nächsten Etappe.

Schritt 3: Die Blockade – Ich will Veränderung, aber alles soll bleiben, wie es ist

Als die erste Euphorie auf meinem Weg zur Malbegleiterin vorüber war, kamen mir Selbstzweifel. Bin ich überhaupt glaubwürdig als Malbegleiterin? Ich bin doch Wirtschaftsfachwirtin, ich habe keine künstlerische Ausbildung und bin auch keine Pädagogin. Doch dann wurde mir klar: Das mag wohl so sein, aber ich bin den Weg gegangen. Den Weg der Selbsterfahrung durch Ausdrucksmalen. Ich habe erlebt, was es bewirkt und kann sehr wohl meine Erfahrungen weitergeben. Außerdem habe ich unterwegs jede Menge künstlerische Erfahrung gesammelt. Zudem beschäftige ich mich seit vielen Jahren mit Bewusstseinsarbeit. Die Angst, sichtbar und dadurch vielleicht auch kritisiert und infrage gestellt zu werden, ließ mich zunächst in meiner Komfortzone verharren. Irgendwann realisierte ich, dass ich die Wahl habe: Entweder ich harre aus, bis ich mich gut genug fühle oder ich wage den Schritt nach außen und gehe das Risiko ein, gesehen und auch mal kritisiert zu werden. Zunächst entschied ich mich für das Warten. Ich wollte ja gut vorbereitet sein. Aber der perfekte Augenblick kam einfach nicht. Immer wieder tauchte etwas auf, was noch nicht ganz passend war. Hier kannte ich mich noch nicht gut genug aus und dort fehlte noch etwas Erfahrung. Letzten Endes wurde das Warten so unbequem, dass mir gar nichts anderes übrig blieb, als den nächsten Schritt zu wagen.

Die Komfortzone zu verlassen, bedeutet, verletzbar zu werden

Um auf unserer Reise zu uns selbst einen neuen Weg einzuschlagen, müssen wir unsere Komfortzone verlassen. Das ist notwendig, damit Wachstum und Transformation stattfinden können. „Ja, ja!", ruft die Seele. „Ich will mich verändern. Ich will wachsen." Gleichzeitig wirft der

Verstand dazwischen: „Nein, ich will, dass alles so bleibt, wie es ist. Hier kenne ich mich aus. Hier bin ich sicher." Und das hat einen guten Grund: Das Heraustreten aus der Komfortzone macht uns verletzbar. Es bringt alle Unsicherheiten zum Vorschein, die wir in uns tragen. Das fühlt sich manchmal so an, als ob die dunklen Ecken unserer Seele mit einem grellen Scheinwerfer ausgeleuchtet werden. Du kennst sicher den Anblick, wenn Du nach langer Zeit einmal wieder Deinen Keller ausmistest und ganz erstaunt bist über all den alten Krempel, den Du längst aus Deinem Gedächtnis verdrängt hattest. Du musst Dir alles genau anschauen und entscheiden, was davon bleiben kann und was weg muss. Vieles ist kaputt und allein dadurch sowieso unbrauchbar geworden. Aber weil Du keine Lust hattest, Dich damit zu befassen, hast Du es erst einmal im Keller deponiert und im Anschluss vergessen. Dort ist es zwar außer Sicht, nimmt aber trotzdem Raum ein. Genauso ist es beim „Aufräumen" auf der Seelenebene. Es tauchen innere und äußere Widerstände auf und wir müssen uns mit unseren Schwächen auseinandersetzen. In gewisser Weise will der Verstand uns beschützen. Da sind Anteile in uns, die irgendwann vielleicht Scham, Wut, Enttäuschung, Schuldgefühle oder Neid erfahren haben. All diese Gefühle sind sicher unter Verschluss im Keller unseres Bewusstseins, solange wir in unserer Komfortzone bleiben. Sobald wir aus ihr heraustreten, öffnet sich die Büchse der Pandora. Alte Programme können aktiviert werden, derer wir uns gar nicht bewusst waren.

Das Verlassen der Komfortzone birgt auch eine Chance, sich diesen alten Programmierungen zu stellen und zu überprüfen, ob sie überhaupt noch der Wahrheit entsprechen. Dadurch kann Wandlung stattfinden. Oft ist die Ursache, die das negative Gefühl ausgelöst hat, längst überholt. Trotzdem ist das Programm nach wie vor vorhanden, so wie eine alte Datei auf einer Festplatte, die schon lange nicht mehr genutzt wird. Obwohl das Programm hinfällig ist, wird es hin und wieder versehentlich aktiviert, meist von Menschen aus unserem Umfeld, die zufällig den

Startknopf gedrückt haben, ohne es zu wollen. Wenn dies geschieht oder alte Gefühle auftauchen, frage Dich: Stimmt das noch? Ist es wahr, was ich über mich glaube? Wenn dem nicht so ist, was bringt es mir, an dieser Überzeugung festzuhalten? Was wäre ich ohne sie? Unser Denken ist zu einem großen Teil Gewohnheit und Gewohnheiten lassen sich ändern.

Natürlich funktioniert dieser Prozess auch in die umgekehrte Richtung. Wenn wir uns verändern oder selbstbewusster werden, aktivieren wir manchmal versehentlich alte Programmierungen unseres Gegenübers. Das hat dann ganz wenig mit uns und ganz viel mit dem Innenleben unseres Gegenübers zu tun. Nichtsdestotrotz kann es uns verunsichern, weil wir uns plötzlich mit überraschenden Vorwürfen konfrontiert sehen. Es ist also wichtig, dass Du Dich darin übst, zu unterscheiden, was etwas mit Dir zu tun hat und was nicht.

Der Unterschied zwischen Angst und Verletzbarkeit

Häufig werden Angst und Verletzbarkeit wie Synonyme verwendet. Es gibt jedoch einen gravierenden Unterschied. Angst ist in der Regel eine Bedrohung von außen. Zum Beispiel eine Bedrohung auf Dein Leben durch den tätlichen Angriff einer anderen Person. Da macht es natürlich allen Sinn der Welt, die Beine in die Hand zu nehmen und wegzulaufen.

Verletzbarkeit entsteht durch eine „innere Bedrohung". Zum Beispiel durch eine anstehende Veränderung, die Dein Selbstbild signifikant wandelt, Dein Glaubenssystem erschüttert und Dich dazu zwingt, aus Deiner Komfortzone herauszutreten. Auch hier möchtest Du im ersten Moment vielleicht flüchten. Sogar positive Veränderungen können Verletzbarkeit auslösen, weil Du Dich mit der neuen Situation zunächst überfordert fühlst. Es braucht Zeit, bis das Neue sich etabliert hat und in manchen Lebensbereichen muss eine Neujustierung stattfinden. Stell Dir vor, Du trägst seit Jahren dasselbe Paar Schuhe. Es passt perfekt zu Deinem bisherigen Leben, in dem Du Dich vor allem auf Asphalt fortbewegt hast. Nun haben sich Deine Lebensumstände verändert. Du bist häufig in der Natur unterwegs, gehst viel auf unbefestigten Wegen durch den Wald. Du trägst aber nach wie vor die Schuhe, die für das Gehen auf Asphalt geeignet sind und wunderst Dich, warum sie sich plötzlich so unbequem anfühlen. Du knickst ständig um und die Schuhe, die Dich so lange getragen und Dir Sicherheit gegeben haben, werden auf einmal zum Unsicherheitsfaktor. In dem Moment, wo Du Dir neue Schuhe besorgst, die zu Deiner neuen Situation passen, wirst Du viel bequemer gehen und Dich dadurch mit der neuen Situation auch wohler fühlen. Es gilt also, die äußeren Umstände der inneren Entwicklung anzupassen. Schritt für Schritt.

Wenn Du Dich überforderst, kann sich Verletzbarkeit durchaus wie Angst anfühlen. Du musst bei der Veränderung Deiner Lebensumstände nicht von 0 auf 100 gehen. Indem Du etappenweise vorgehst und jeden Schritt würdigst, machst Du Dehnübungen für die Komfortzone. Dadurch erweitert sie sich automatisch. Du wirst es wissen, wann Du bereit bist für den großen Sprung ins Vertrauen.

Mein persönlicher Sprung ins Vertrauen liegt schon einige Jahre zurück. 1997 kündigte ich eine sichere Arbeitsstelle, um nach England umzuziehen, wo ich weder eine feste Arbeit noch eine Wohnung hatte. Mein Umfeld konnte meine Entscheidung überhaupt nicht nachvollziehen, aber ich trug dieses Wissen in mir, dass es die richtige Entscheidung für mich war. Was nicht bedeutet, dass dort alles glatt lief. Ich fühlte mich oft verletzbar, es gab viele Hürden zu überwinden, aber trotzdem spürte ich tief in mir, dass es richtig war, dort zu leben. Es war meine Chance, über mich selbst hinauszuwachsen. Ich hatte die Möglichkeit, Neues zu lernen, das ich nie ausprobiert hätte, wenn ich in Deutschland

geblieben wäre. Der gesamte Lebensabschnitt war eine enorme Dehn-
übung für meine Komfortzone. Als ich acht Jahre später spürte, dass
es Zeit war, nach Deutschland zurückzukehren, war ich bereit, England
ohne neue Arbeitsstelle zu verlassen. Doch die Arbeitsstelle manifes-
tierte sich, ohne dass ich viel dazu tun musste. Je klarer wir in unseren
Absichten sind, desto mehr Unterstützung bekommen wir von außen.

Der Innere Kritiker und andere Innere Antreiber

Das Modell der Inneren Antreiber stammt aus der Transaktionsanalyse.
Das ist eine psychologische Theorie der menschlichen Persönlichkeits-
struktur, die von dem Psychiater Eric Berne (1910 – 1970) entwickelt
wurde. Sie soll dabei helfen, ein selbstbestimmteres Leben zu führen.
Bei den Inneren Antreibern handelt es sich um Verhaltensmuster, denen wir meist unbewusst folgen und die wir in unserer Kindheit durch
Aktions- und Reaktionsmuster unserer Bezugspersonen übernommen
haben. Die Hauptantreiber sind: Sei stark, sei perfekt, mach es allen
recht, beeil Dich und streng Dich an. Dahinter stecken grundsätzlich
positive, erstrebenswerte Ressourcen und Eigenschaften, wie Genau-
igkeit, Gründlichkeit, Stärke, Durchhaltevermögen oder Liebenswür-
digkeit. In Stresssituationen übernehmen jedoch die Antreiber gerne
das Ruder und lösen in uns einen Absolutheitsanspruch aus, dem wir
unmöglich gerecht werden können. Dadurch entstehen negative Glaubenssätze wie „Aus mir wird nie ein Künstler", „Meine Bilder sind immer hässlich" oder „Ich bin nicht gut genug". Besonders der Innere Kritiker meldet sich beim kreativen Schaffen gerne zu Wort. Unser Umfeld
hat genaue Vorstellungen, was Kunst ist und was nicht. Je mehr Du in
Verbindung mit Dir selbst trittst, desto besser wird es Dir gelingen, Dich
von diesen Meinungen zu lösen und Deine eigene Idee vom kreativen
Ausdruck zu entwickeln.

Sei auf der Hut vor dem Perfektionisten in Dir. Er lässt Dich gerne in der Endlosschleife hängen und verdirbt Dir so die Freude am Tun, weil er immer noch eine Kleinigkeit findet, die nicht ganz perfekt ist. Sollte das der Fall sein, lege das Bild beiseite und beschäftige Dich mit etwas anderem. Kehre später zu Deinem Bild zurück und prüfe, ob sich Dein Gefühl verändert hat. Ist es stimmig, das Bild so zu lassen? Ist es zwar nicht perfekt, kann aber trotzdem so bleiben? Wenn Du mit einem Bild überhaupt nicht zum Ende kommen kannst, weil es einfach nicht stimmig wird, egal, was Du versuchst, dann schau Dir das Thema zum Bild genauer an. Geht es zum Beispiel darum, Dein Ziel zu malen und das Bild wird einfach nicht rund, dann besteht die Möglichkeit, dass Du gar nicht so klar benennen kannst, was Dein Ziel ist. Ist es überhaupt Dein eigenes Ziel? Oder ist es etwas, von dem Du glaubst, dass Du es wollen solltest? Falls Du zu einem konkreten Thema Hilfe benötigst, nimm sie Dir, sei es durch einen Coach, ein Gespräch mit einem guten Freund oder ein Meditationswochenende in den Bergen, wo Du lernst, mehr mit Deiner inneren Führung in Berührung zu kommen.

Bevor ich meine Ausbildung als Malbegleiterin begann, hatte ich mich intensiv mit dem kreativen Schreiben beschäftigt. Ich nahm an einem Online-Kurs teil, mit dem ambitionierten Ziel, zu lernen, wie man „richtige" Bücher schreibt. Nach ein paar Lektionen hatte ich das Gefühl, dass meine Texte oft regelrecht zerpflückt wurden. Dadurch verlor ich komplett das Selbstvertrauen in meine Schreibkunst und vor allem die Freude am Schreiben. Irgendwann war ich so blockiert, dass ich keinen Satz mehr schreiben konnte, ohne dass mein Innerer Kritiker mit Sätzen wie „Das will sowieso niemand lesen" oder „Das ist bestimmt auch wieder nicht gut genug" über mich her fiel. An der Stelle brach ich den Kurs ab. Die Dozentin hatte durch ihre – sicher wohlgemeinten – Anmerkungen meinen Inneren Kritiker in Hochform gebracht und mein altes Programm „Ich bin nicht gut genug" aktiviert.

Die Inneren Antreiber sind hartnäckige Gesellen mit tausend Gesichtern. Immer, wenn Du glaubst, dass Du sie gerade „besiegt" hast, tauchen sie in einem neuen Kostüm wieder auf. Manchmal sprechen sie im Tonfall Deiner Eltern, manchmal in dem eines Lehrers, der Dir zu verstehen gegeben hat, dass Du sowieso ein hoffnungsloser Fall bist. Sie kommen, so wie in meinem Beispiel, in Form von äußerer Kritik, die Dir spiegelt, wie Du in Deinem Inneren über Dich selbst denkst. Oft sind wir selbst unser schärfster Kritiker, weil wir so hohe Ansprüche an uns haben, die wir unmöglich erfüllen können oder weil wir auf Biegen und Brechen so sein wollen, wie jemand anderes uns haben will. Die Inneren Antreiber sind schlau. Sie finden immer ein neues Schlupfloch, wenn das alte sich gerade geschlossen hat. Genau darin liegt die wichtigste Lektion, die wir von ihnen lernen können:

Wenn etwas nicht funktioniert, finde einen neuen Weg!

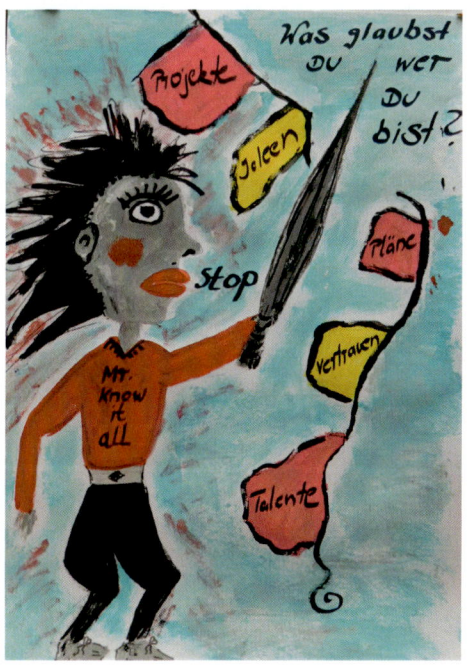

Innerer Kritiker: Mr. Know-It-All – was glaubst Du, wer Du bist?

Verwendetes Material: Aquarellblock 185 g/m² im Format A3, glattes Papier, Acrylfarben, Pinsel in verschiedenen Größen, Kalligrafiestifte

Kreativtipp: Blindes Konturenzeichnen hilft Dir, von dem Perfektionsanspruch wegzukommen und mehr Intuition und Weichheit zu entwickeln. Nimm Dir ein Foto von einer Figur als Vorlage und zeichne sie mit lockerem Handgelenk ab. Verwende entweder einen weichen Bleistift oder einen Fineliner. Richte Deinen Blick auf die Vorlage, nicht auf Deine Zeichnung und bleibe entspannt. Es geht bei dieser Übung nur um die Konturen, nicht um das korrekte Zeichnen und Du lernst das Loslassen von einer starren Vorlage.

Wenn Du glaubst, erst etwas Neues beginnen zu dürfen, wenn Du den Inneren Kritiker und die anderen Antreiber besiegt hast, dann kannst Du an dieser Stelle abbrechen. Denn das wird niemals endgültig passieren. Es bleibt Dir also nur eine Wahl: mit ihnen Frieden zu schließen.

Wenn Dich heftige Selbstzweifel überkommen, die Dich daran hindern, weiterzumachen, probiere eine oder auch alle der folgenden Möglichkeiten aus:

- Male ein Bild von Deinem Inneren Kritiker oder dem Antreiber, der Dich gerade am meisten ausbremst, egal, wie er aussieht. Er kann wie ein Monster anmuten, wie eine Comicfigur oder auch ganz abstrakt. Male so lange, bis das negative Gefühl abgeklungen ist.
- Kommuniziere mit ihm. Frage ihn, was er Dir zu sagen hat und schreibe die Antwort auf, so, als nähmest Du ein Diktat entgegen, ohne über den Inhalt nachzudenken. Dann lies Dir die Geschichte durch und frage Dich, ob das, was da steht, überhaupt wahr ist. Falls nicht, woher kommt diese Meinung? Wenn berechtigte Zweifel auftauchen, überlege Dir, wen Du um Hilfe bitten kannst.

- Frage Dich, worauf Dich Deine Selbstzweifel hinweisen wollen. Schreibe die Antworten auf.
- Male den inneren Anteil, der bereit ist, dem Inneren Antreiber die Stirn zu bieten. Wie sieht er aus?

Nun hast Du mehr über mögliche Hindernisse erfahren und gelernt, dass Veränderungen notwendig sind, damit Wachstum stattfinden kann. Du kennst jetzt Wege, wie Du mit auftauchenden Hürden umgehen kannst. Deshalb wird es Zeit für eine kleine Herausforderung. Diese Übung soll Dir helfen, über Dich hinauszuwachsen. Im realen Leben werden wir oft durch äußere Umstände aus der Komfortzone geschubst und gehen direkt in die Überforderung. Der Adrenalinspiegel schießt nach oben. Wir geraten in den „Kampf oder Flucht"- Modus: Das Herz schlägt schneller, wir verspannen uns, die Atemfrequenz erhöht sich. Dadurch fallen wir erst einmal komplett aus dem Lot. Als Lernerfahrung ist es hilfreicher, die Komfortzone etappenweise zu erweitern, sodass Du Dir bewusst werden kannst, wo sie aufhört und die Überforderung anfängt.

Malaufgabe 1: Die Komfortzone erweitern

Male ein Bild, das eine Herausforderung für Dich darstellt. Male mit einer Farbe, die Du nicht magst. Wähle eine neue Technik oder ein Material, das Dir normalerweise nicht so liegt. Poste Dein Bild in Deinem Facebook Account oder auf Instagram, auch wenn es Dir schwerfällt, Deine Werke zu zeigen. Gerade Anfänger malen nicht gerne auf einem teuren Papier oder auf Leinwand, weil sie befürchten, das Bild zu verderben. Wenn das auf Dich zutrifft, dann gönne Dir eine schöne Leinwand oder ein hochwertiges Malpapier und male einfach drauflos. Nimm Dein Unbehagen wahr, lass Dich davon aber nicht aufhalten und gehe trotzdem den nächsten Schritt.

Wenn Du mit Deinem Bild fertig bist, mach Dir ein paar Notizen, wie es Dir mit dieser Übung ergangen ist. Hat sich ein Innerer Antreiber gezeigt? Wie bist Du damit umgegangen? Hast Du Dich selbst überrascht? Falls ja, auf welche Art und Weise? Wiederhole diese Übung gerne zu einem späteren Zeitpunkt. Du wirst dann feststellen, dass Deine Komfortzone bereits gewachsen ist.

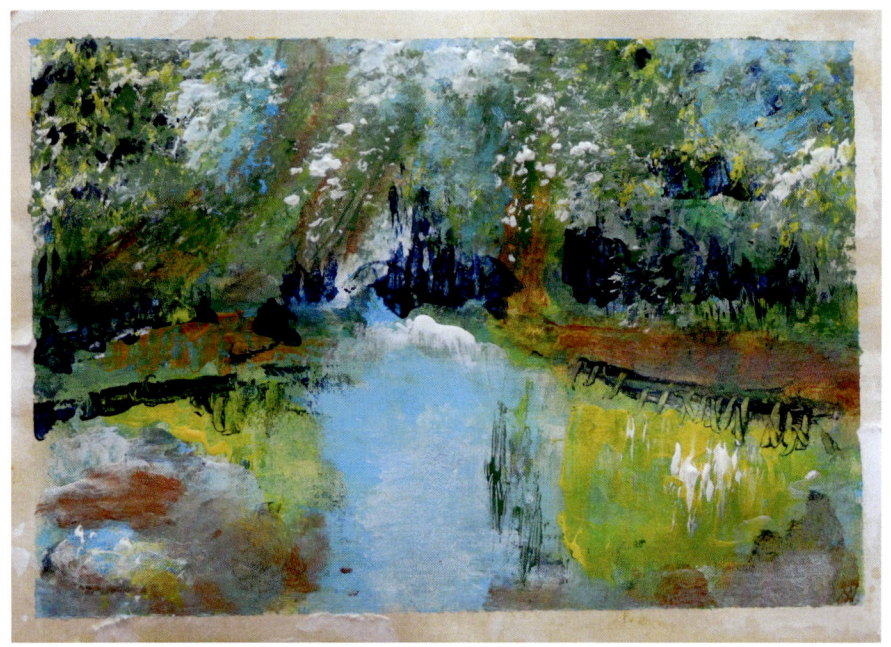

Der Dschungel der Intuition scheint undurchdringlich

Verwendetes Material: Aquarellpapier 220 g/m² im Format A4, Acrylfarben, Schwamm zum Tupfen der Farben, Malmesser, feiner Pinsel, Rundpinsel vom Baumarkt. Ich habe das Papier in Wasser mit Currypulver, Kurkuma und löslichem Kaffee eingelegt, getrocknet und dann darauf gemalt.

Kreativtipp: Du hast Angst vorm weißen Blatt? Grundiere Dein Blatt mit einer oder mehreren Farben oder lege es wie oben beschrieben in färbende Gewürze ein. Dadurch bilden sich interessante Strukturen auf dem Papier und zudem riecht es auch noch gut und regt die Sinne an.

Glaubenssätze

Es sind nicht die Dinge, die uns beunruhigen, sondern die Meinungen, die wir von den Dingen haben (Epiktet – antiker Philosoph)

Als Kinder orientieren wir uns an dem Umfeld, in dem wir aufwachsen und saugen die Überzeugungen unserer Bezugspersonen sozusagen mit der Muttermilch auf. In unseren ersten Lebensjahren sind wir sowieso ganz sicher, dass unsere Eltern und Verwandten genau wissen, wie die Welt funktioniert und kommen gar nicht auf die Idee, ihre Meinungen zu hinterfragen. Viele Glaubenssätze sind von Generation zu Generation weitergegeben worden. Manche älteren Verwandten haben zwei Kriege miterlebt. Da ist es sogar nachvollziehbar, dass sich negative Glaubenssätze wie „Das Leben ist hart" etabliert und für diese Menschen immer wieder bestätigt haben. Ich persönlich habe sehr lange gebraucht, bis ich wirklich verstanden habe, dass jede Aussage eines jeden Menschen immer nur die eigene ganz individuelle Sichtweise darstellt. Auch meine Art, die Dinge zu verstehen, stellt nur meine eigene Sichtweise dar. Jedes Mal, wenn wir eine bewertende Aussage von uns geben, lösen wir in unserem Gegenüber Gefühle aus, die sich positiv oder negativ auf Körper, Psyche und Verhalten auswirken können. Im schlechtesten Fall ist das Futter für die Inneren Antreiber, die daraus negative Glaubenssätze formulieren.

Beim Erweitern der Komfortzone müssen wir uns oft von hartnäckigen, alten Programmen lossagen. Das geht nur, wenn wir diese alten Programmierungen zuerst erkennen und dann durch neue ersetzen.

In dieser Hinsicht funktioniert unser Gehirn wie ein Computer. Wenn wir die Applikation nicht deinstallieren und sie durch eine neue ersetzen, lädt der Computer immer wieder Updates des alten Programms hoch, das er kennt. Das wiederholt sich so lange, bis ein neues Programm den frei gewordenen Speicherplatz füllt.

Geh ein paar Minuten in Dich und überlege Dir, was Dir nicht mehr guttut auf dem Weg, den Du gerade eingeschlagen hast. Alte Glaubensmuster sind wie überflüssiges Gepäck, das wir mit uns herumtragen, obwohl wir es nicht mehr brauchen. Schau mal in Deinen Reiserucksack. Brauchst Du alles, was sich darin befindet? Ist es überhaupt Dein eigener Rucksack, den Du da trägst, oder gehört er jemand anderem? Vielleicht hast Du einmal bunt gemusterte Steine gesammelt, weil sie Dir so gut gefallen haben. Du hast sie aber nie verwendet und inzwischen sind sie nur noch schwer und hindern Dich am Vorwärtskommen. Möglicherweise hast Du von Freunden oder Verwandten eine Ausrüstung geborgt, die sie für unerlässlich hielten. Du hast aber festgestellt, dass diese Ausrüstung gar nicht zu Dir passt. Dann gib sie zurück. Wie fühlt sich Dein Rucksack jetzt an, wo er nur noch das enthält, was Du benötigst?

Malaufgabe 2: Finde eine positive Affirmation, die Dich auf Deinem Weg trägt. Eine bejahende Aussage, aus der Du Kraft schöpfen kannst. Wenn Du zum Beispiel das Gefühl hast, dass Du immer um alles kämpfen musst, könnte Deine Affirmation so aussehen: *Ich entwickle jeden Tag mehr Leichtigkeit. Alles, was ich anpacke, geht leicht.*
Wenn Dir dazu spontan nichts einfällt, überlege, welcher alte Glaubenssatz Dich am Vorankommen hindert. Wandle ihn um in einen neuen, positiven Glaubenssatz, der Dich auf Deiner weiteren Reise begleiten soll. Eine Art verbalen Fitnessriegel, der Dich nährt, wenn es gerade mal steil bergauf geht.

Fertige mit dieser Affirmation eine Kraftkarte aus Aquarell- oder Mixed-Media-Karton an. Mixed Media bedeutet, dass der Karton sowohl für Trocken- als auch Nasstechniken geeignet ist. Das Format kannst Du selbst wählen. **Vorschlag 1:** Wähle das Postkartenformat. So kannst Du Deine Karte bei Dir führen und im Laufe des Tages immer wieder darauf schauen. **Vorschlag 2:** Wenn Du das Format A5 wählst, kannst Du die Karte an einem Ort in Deiner Wohnung aufstellen oder aufhängen, an dem Du häufig vorbei kommst. In jedem Fall soll Dir die Karte als Stärkung und Erinnerung an Deinen neuen Weg dienen.

Affirmationen wollen trainiert werden. Immer wieder. So lange, bis sie Teil Deiner inneren Landschaft geworden sind. Wiederhole sie jeden Tag mehrmals und schaue Dich dabei im Spiegel an. Fällt es Dir schwer, sie auszusprechen? Dahinter könnte sich eine Programmierung verbergen, dass Du das, was Du Dir wünschst, gar nicht verdient hast. Oft wünschen wir uns eine Sache, unsere Erwartungshaltung dazu ist aber eine ganz andere. Möglicherweise sogar das Gegenteil von dem, was wir uns wünschen. Vielleicht sprichst Du Deine Affirmation aus und sofort folgt der Gedanke: „Das klappt sowieso nicht." Dann ist das Deine Erwartungshaltung. Formuliere zunächst den Satz um und spüre in Dich hinein, ob es sich so besser anfühlt. Falls nicht, male ein Bild von dem, was Dich hindert, diese Affirmation anzunehmen. Manchmal erfordert es eine gewisse Hartnäckigkeit, ein altes Muster zu knacken, aber wenn der Groschen gefallen ist, dann ist es auch wirklich aufgelöst.

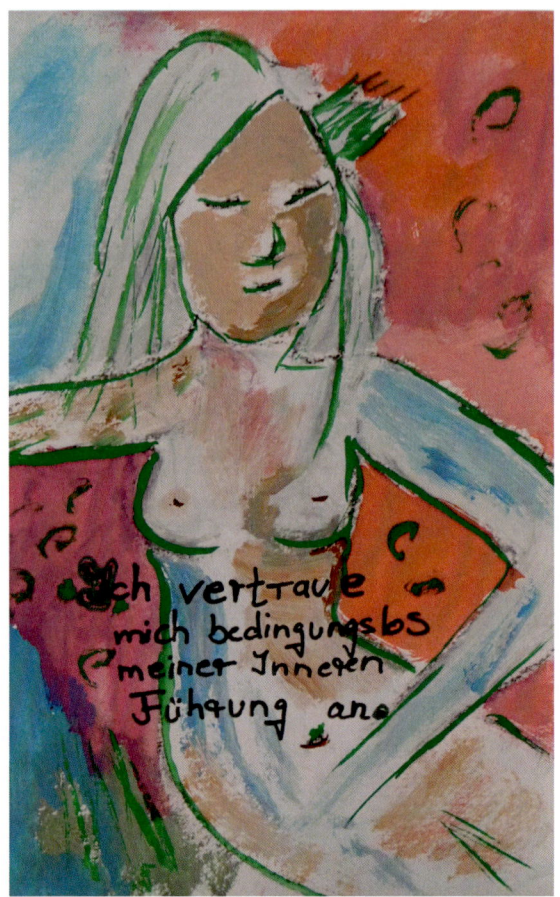

Kraftkarte: Ich vertraue mich bedingungslos
meiner inneren Führung an.

Verwendetes Material: Mixed-Media-Karton A5, Acrylfarbe, Kohle zum Vorzeichnen, Pinsel in verschiedenen Stärken, Acryltinte Grün für die Konturen, Kalligrafiestift

Kreativtipp: Fertige weitere Kraftkarten mit Affirmationen an und kreiere Dir ein Kraftbuch, in das Du sie einklebst. Dazu eignet sich zum Beispiel ein Skizzenbuch mit Mixed-Media-Papier im Format A5 oder A4.

Schritt 4: Das Ziel - Wo will ich eigentlich hin?

Was bisher geschah: Du hast Deinen aktuellen Standort bestimmt und so herausgefunden, was Dich jetzt gerade ausmacht. Dann hast Du Dich mit Deinen Stärken und Schwächen befasst und Dich gefragt, was Dich antreibt auf Deinem Weg zu neuen Ufern. Du hast Dir angeschaut, was Du im Gepäck hast, Unnötiges entsorgt und Platz geschaffen für Neues und Hilfreiches. Du hast erfahren, wie Du Deine Komfortzone erweitern kannst, Dich innerlich gestärkt und bist nun bereit, herauszufinden, wo es eigentlich hingehen soll.

Will ich von etwas weg oder zu etwas hin?

Diese ausschlaggebende Frage solltest Du Dir beantworten, bevor wir uns mit Deinem Ziel befassen. Willst Du von etwas weg, strebst Du zwar Veränderung an, aber Du weißt noch lange nicht, wohin die Reise gehen soll. Damit verhält es sich wie mit den alten Programmierungen. Wenn Du für Dich geklärt hast, dass Du nicht mehr als Fotografin arbeiten und nicht mehr in Berlin leben möchtest, weißt Du noch lange nicht, was Du stattdessen tun willst und an welchem Ort Du leben möchtest. Natürlich ist es wichtig, Dir Klarheit zu verschaffen, wovon Du Dich lösen willst. Aber es ist mindestens genauso wichtig, herauszufinden, wodurch das Alte ersetzt werden soll. Es ist ein energetisches Gesetz, dass die Energie der Aufmerksamkeit folgt. Deshalb wird sich Deine Energie so lange auf das Alte fokussieren, bis Du Deine Aufmerksamkeit auf etwas Neues richtest.

Während meiner Ausbildung als Malbegleiterin hatte ich eine emotional schwierige Phase. Ich steckte in einem Beziehungsmuster fest, das mir nicht gut tat und von dem ich weg wollte, aber nicht wusste, wie. Ich wusste nur: Ich will das nicht mehr! Trotzdem drehte ich mich immer wieder im Kreis und landete prompt erneut an der Stelle, wo es wehtat. Irgendwann verstand ich, dass ich mir neue Parameter setzen musste, auch wenn ich keine Ahnung hatte, wie ich dorthin kommen konnte, da ich bis zu dem Zeitpunkt immer das alte, nicht funktionierende Muster gelebt hatte. Ich wusste nicht, wie man eine Beziehung auf Augenhöhe führt. Eine Zeitlang hatte ich das Gefühl, mich ständig auf einem Kontinuum hin und her zu bewegen. Mal rutschte ich wieder in das alte Muster hinein, dann war die Vision des Neuen in greifbarer Nähe. Irgendwann kam der Zeitpunkt, an dem ich spürte: Es reicht jetzt. Ich habe genug Schmerz erlebt, nun darf das Neue in mein Leben Einzug halten. Dadurch löste sich das alte Muster auf und hat sich seitdem nicht mehr gezeigt.

Nun bist Du an der Reihe:

Schreibaufgabe:
Nimm Dir 15 Minuten Zeit und schreibe auf, was Dein Ziel ist. Versuche, es so genau wie möglich zu benennen. Geh spontan vor, ohne zu überlegen, wie realistisch die Umsetzung ist. Wo willst Du hin? Was könnte nützlich sein, um die Komfortzone zu erweitern und Dein Ziel zu erreichen? Welche innere Haltung könnte dabei hilfreich sein? Dann leg Dein Notizbuch zur Seite und gehe zur nächsten Aufgabe über.

Malaufgabe:
Stell Dir vor, Du hast Dein Ziel erreicht. Du bist angekommen. Du führst die Beziehung, die Dich erfüllt, Du gehst der Arbeit nach,

die Dir Freude bereitet. Vielleicht machst Du auch dauerhaft Urlaub. Du lebst an einem Ort, an dem Du Dich zu Hause fühlst. Was es auch ist, Du hast es geschafft. Wie geht es Dir? Wie sieht dann Deine Seelenlandschaft aus? Male diese Landschaft. Verwende ein möglichst großes Papierformat beim Malen, um Deiner Vision so viel Raum wie möglich zu geben. Wenn Du Dein Ziel mit genauen Details darstellen möchtest, verwende Collagematerial aus Zeitschriften mit. Nimm Dir für diese Aufgabe mindestens 1 – 1,5 Stunden Zeit.

Hänge Dir das Bild Deines Ziels als Gedankenstütze gut sichtbar in Deiner Wohnung auf.

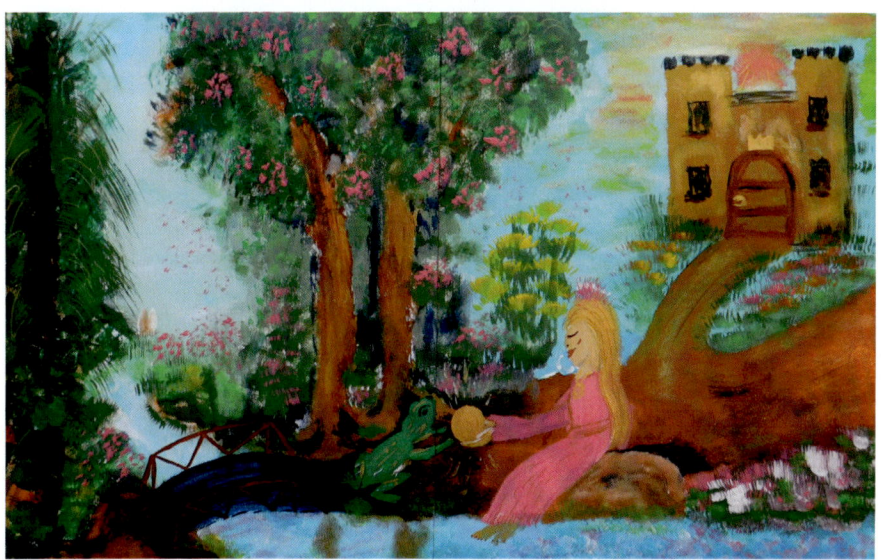

Der Garten der Königin der Weisheit auf zwei Blättern

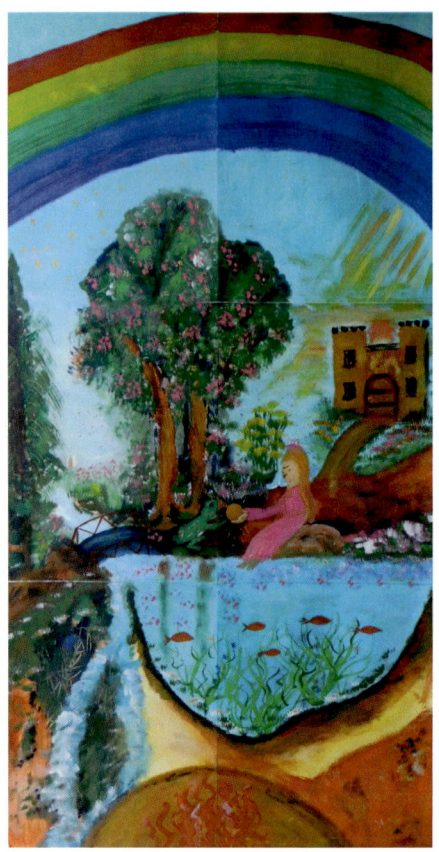

Die Kugel der Weisheit empfangen

Verwendetes Material: Acrylpapier 400 g/m², sechs Blätter im Format 40 x 50, Acrylfarben, verschiedene Pinsel, Schwamm zum Tupfen, Malmesser, Kalligrafiestrifte.

Kreativtipp: Beim Ausdrucksmalen kommt es oft vor, dass unsere Bilder mit der Zeit wachsen. Du kannst an Dein Bild „anbauen", indem Du zwei oder drei Blätter zusammenklebst und so das Bild ausdehnst. Wenn es Dir zu groß wird, klappe einen Teil des Papiers wieder weg. So kannst Du selbst steuern, welche Bildgröße sich für Dich gut anfühlt. Mein eigenes Bild ist an dieser Stelle von zwei Blättern auf sechs

Blätter gewachsen. Verlasse Dich dabei ganz auf Dein Gefühl. Es wird Dir anzeigen, wenn da noch Raum für mehr ist. Ich zitiere eine ehemalige Kursteilnehmerin, die meinte: „Die Bilder sagen dann schon Bescheid, wenn sie fertig sind."

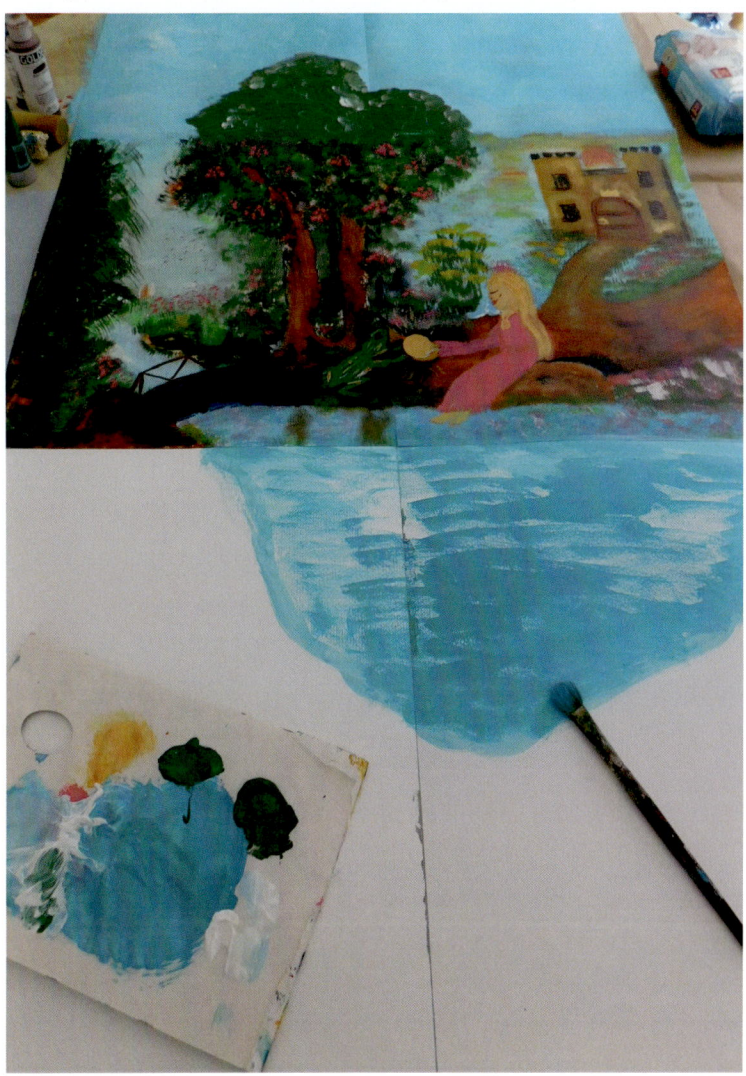

Bilder dürfen wachsen

Schritt 5: Freunde und Feinde – Wer unterstützt mich und wer bremst mich aus?

Menschen sind Gemeinschaftswesen. Wie Pferde suchen wir die Herde, von der wir uns getragen wissen. Wir sehnen uns nach einer Führung, auf die wir uns verlassen können und fühlen uns gemeinsam stärker. Natürlich sind wir alle unterschiedlich geprägt und haben daher variierende Bedürfnisse, was den Umfang unseres persönlichen Freiraums betrifft. Trotzdem haben wir den Wunsch nach Zugehörigkeit, sei es zu unserer Familie, unserem Freundeskreis, Arbeits- oder Teamkollegen, Mitstudenten oder zu Gruppen, die ähnliche Ziele verfolgen wie wir selbst. Von dieser Zugehörigkeit erhoffen wir uns Unterstützung, Schutz und vor allem Liebe. Gleichzeitig birgt der Wunsch nach Zugehörigkeit oder vielmehr die Angst vor Liebesverlust die Gefahr, dass wir uns verbiegen, weil wir nicht zum Außenseiter werden wollen. Die Angst vor Exklusion ist archaisch. Zu Urzeiten hing unser Überleben davon ab, dazuzugehören. Als Einzelgänger liefen wir Gefahr, Feinden oder wilden Tieren zum Opfer zu fallen. Die Zeiten haben sich geändert. Dennoch ist diese Angst tief in uns verankert. Aus diesem Grund passiert es leicht, dass wir unser Ziel aus den Augen verlieren, weil die Angst, ausgeschlossen zu werden, größer wird als der Wunsch, unser Ziel zu erreichen. In dem Moment, wo wir unsere Wünsche und Ziele zum Wohle der Gemeinschaft aufgeben oder die Bedürfnisse eines anderen Menschen vor unsere eigenen stellen, verlieren wir uns selbst aus den Augen. Wir verlieren unsere Authentizität. Das geschieht häufig schon im Kindesalter: Wir glauben, dass wir geliebt werden, wenn wir so sind, wie die Eltern, Geschwister oder Großeltern uns haben wollen. Unbewusst übernehmen wir die Überzeugungen der Menschen, in deren Obhut wir uns befinden. Irgendwann merken wir vielleicht sogar, dass wir etwas leben, was uns nicht entspricht, aber wir fürchten Einsamkeit, Liebesverlust oder Ausgrenzung und harren deshalb aus. Besonders hochsensible Menschen sind sehr harmoniebedürftig und es fällt ihnen schwer, sich adäquat abzugrenzen. Daher ist es wichtig für Dich, herauszufinden, wer oder was Dich beim Erreichen Deines Ziels unterstützt.

Im Englischen gibt es den wunderbaren Begriff „Tribe". Auf Deutsch übersetzt heißt das „Stamm". Dieser Begriff trifft es aber nicht so ganz. Deinen „Tribe" zu finden, bedeutet, Menschen um Dich zu haben, die Deine Vorhaben wohlwollend unterstützen, sich für das interessieren, was Du tust, Dich Deinen Weg gehen lassen und Dich ermutigen, neue Pfade für Dich zu erschließen. Das sind in der Regel Menschen, die es Dir und sich erlauben, Fehler zu machen und Dir helfen, wieder auf die Füße zu kommen, wenn Du gestolpert bist. Dein „Tribe" ist Deine Herde, die Dich trägt.

Wer ist Dein „Tribe"?

Jetzt benötigst Du wieder Dein Notizbuch und einen Stift.

Schreibaufgabe 1:

Schreibe spontan die Namen von drei Menschen auf, die Du bewunderst. Das können Menschen sein, die bereits verstorben sind, Menschen, die Du persönlich kennst oder auch nicht. Es können ebenfalls Personen des öffentlichen Lebens sein.
Welche Wesenszüge oder Talente bewunderst Du an diesen Personen?
Welche Eigenschaften dieser Menschen berühren Dich am meisten?
In welchem Zusammenhang könnten genau diese Eigenschaften auch unvorteilhaft sein?
Vielleicht bewunderst Du eine Freundin, die besonders großzügig ist

und für andere immer ein offenes Ohr hat. Das sind auf den ersten Blick schöne Eigenschaften, die es lohnt, selbst zu entwickeln. Aber gleichzeitig läuft die Freundin Gefahr, als Kummertante ausgenutzt zu werden, wenn sie sich nicht gut abgrenzen kann.

In welchen Lebensbereichen fühlst Du Dich unterstützt? Wie? Schreibe drei positive Glaubenssätze auf, die Dir einfallen.

Schreibaufgabe 2:

Schreibe spontan drei Personen auf, die Dich negativ berühren. Das können Menschen sein, die bereits verstorben sind, welche die Du persönlich kennst oder auch nicht.
Welche Wesenszüge dieser Personen berühren Dich negativ?
In welchem anderen Zusammenhang könnten genau diese Eigenschaften hilfreich sein?
Wenn man an Napoleon denkt, ist man vermutlich eher negativ berührt. Dennoch zeichnete er sich durch große Zielstrebigkeit aus und schaffte es, bis in die Gegenwart hinein prägende Staatsstrukturen zu erschaffen.

In welchen Lebensbereichen fühlst Du Dich nicht unterstützt? Warum nicht?
Fallen Dir negative Glaubenssätze ein, die Dich ausbremsen? Kannst Du sie in positive umwandeln?

Bei den vorangegangenen Schreibübungen ging es weniger darum, Sympathien und Antipathien zu sammeln, sondern eher darum, Eigenschaften in bestimmten Zusammenhängen zu beleuchten. Wenn wir jemanden sehr schätzen, blenden wir gerne negative Eigenschaften oder Aspekte aus, weil wir uns auf den Gesamteindruck konzentrieren. Bei Unsympathen fällt es uns hingegen schwer, zu erkennen, dass manche Eigenschaften in einem anderen Kontext auch sehr hilfreich sein können.

Visualisierung der Ahnenlinien:

Wenn wir an unseren „Tribe" denken, so gehen wir in der Regel gerne davon aus, dass die Unterstützung für unsere Vorhaben in besonderem Maße aus unserer Herkunftsfamilie kommen sollte. Häufig sind gerade Familienverbindungen durch Rivalitäten, Familiengeheimnisse oder unausgesprochene Animositäten sehr konfliktbelastet und es ist genau das Gegenteil der Fall: Wir fühlen uns überhaupt nicht unterstützt. Wenn dieses Thema eine Resonanz bei Dir auslöst, führe gerne optional die folgende Visualisierung durch:

Stelle Dich bequem hin und schließe Deine Augen. Visualisiere die Ahnenlinie Deiner Mutter hinter Dir. Es spielt dabei keine Rolle, ob die Mitglieder Deiner Ahnenlinie noch am Leben sind oder nicht. Visualisiere Deine Mutter hinter Dir, dahinter Deine Großeltern mütterlicherseits, Deine Urgroßeltern usw. Gehe so lange immer weiter zurück, bis Du irgendwo in dieser Ahnenlinie Unterstützung verspürst. Nimm diese Unterstützung wahr und lasse sie bis zu Dir durchfließen.

Dann wiederhole dieselbe Übung mit der Ahnenlinie Deines Vaters. Gehe ebenfalls so weit zurück, bis Du Unterstützung spürst, egal, wie weit Du zurückgehen musst. Du wirst merken, dass dieses Gehaltenwerden auf die Resonanz der gesamten Ahnenlinie einwirkt.

Lies Dir nochmals Deine Notizen von den beiden vorherigen Schreibaufgaben durch und prüfe, ob sich für Dich durch diese Übung etwas verändert hat.

Malaufgabe:

Fertige eine Collage von Deinem „Tribe" an. Du kannst dafür Fotos oder Kopien von Fotos von Menschen aus Deinem Umfeld oder Deiner Ahnenlinie verwenden und von allem, was Dich unterstützt. Manchmal öffnet sich durch die schlichte Anwesenheit eines Menschen, der uns gut tut, ein innerer Raum, in dem wir unser Potenzial entfalten können. Wir verspüren ein förderliches Wohlwollen, ohne dass derjenige etwas tut oder sagt. Einen ähnlichen Effekt können genauso gut ein Ort, ein bestimmtes Element, eine Situation, Deine Lieblingsfarbe, ermutigende Glaubenssätze oder eine innere Haltung haben. Hier sind Deiner Fantasie keine Grenzen gesetzt. Bau alles ein, was Dich nährt und verwende ein möglichst großes, dickes Blatt oder einen Karton.

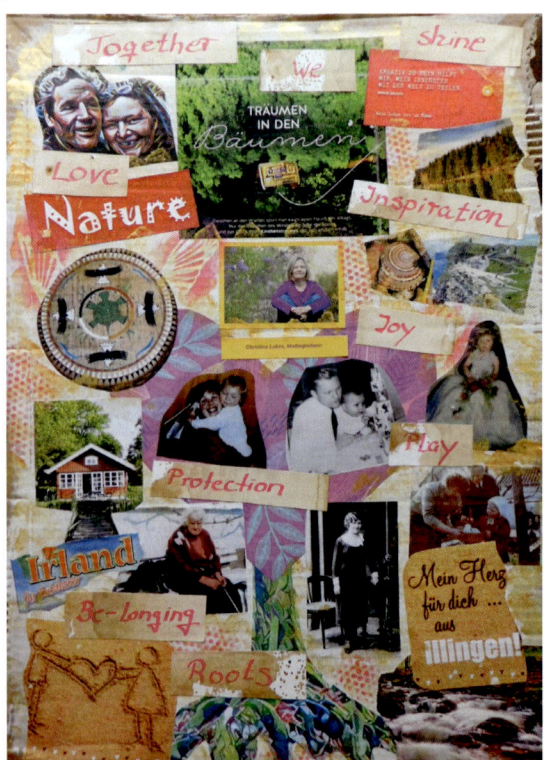

Together we shine!

Verwendetes Material: Brauner Pappkarton mit weißem Gesso grundiert, Collagematerial aus Zeitschriften, Kopien von Fotos, Acrylmalgel als Kleber, Filzstifte, Acrylfarben, Schwamm zum Tupfen

Kreativtipp: Pappkarton eignet sich gut als kostengünstiger Malgrund. So recycelst Du nicht nur Verpackungsmaterial, auch das Malen auf braunem oder grauem Untergrund kann interessante Effekte und Strukturen erzielen. Wenn Du magst, grundiere den Untergrund mit einer Farbe, bevor Du darauf malst.

Nun hast Du eine ganz gute Vorstellung, was Dich unterstützt und was Dir Energie abzieht. Natürlich bedeutet das nicht, dass Du ab sofort zu allen den Kontakt abbrechen sollst, bei denen Du das Gefühl hast, dass sie mit Deinem neuen Ziel nicht einverstanden sind. Aber Du kannst weise dosieren, mit wem Du was diskutieren möchtest. Es gibt Menschen in meinem Leben, mit denen ich überhaupt nicht über Malen, Schreiben oder Kreativität spreche, weil es sie nicht sonderlich interessiert. Dafür tausche ich mich in Online-Gruppen mit anderen Kreativen aus. Dort habe ich das Gefühl, dass ich wertvolle Tipps und Ermutigung erhalte. Es bringt Dich nicht weiter, wenn Du immer wieder gegen dieselbe Mauer läufst. Stell Dir vor, Dein bester Freund wirft Dir bei jedem Gesprächsversuch über Deine Malerei ein „Du mit Deinem Gekritzel" entgegen, nur, weil Du ihn davon überzeugen willst, dass kreatives Schaffen für alle etwas Essenzielles sein sollte. Vielleicht bietet Dir aber genau dieser Freund wertvolle Unterstützung in anderen Lebensbereichen. Vorsichtig sein solltest Du nur mit Menschen, die Dir generell Energie abziehen. Übe Dich darin, zu spüren, wessen Gesellschaft Dir guttut und wie viel Gesellschaft Du auf einmal vertragen kannst. Wenn Du Auszeiten zur Regeneration für Dich alleine brauchst, dann nimm sie Dir. Diese Zeitfenster lassen sich gut zum Malen nutzen. Auch das Neinsagen ist eine großartige Übung für die Komfortzone. Am Anfang fällt es Dir vielleicht schwer, besonders, wenn Du es gewohnt bist, immer verfügbar zu sein. Dann tut sich zuerst einmal ein leerer Raum auf, der mit Deiner eigenen Energie gefüllt werden möchte. Sobald Du spürst, dass Du dadurch an Kraft und Lebensqualität gewinnst, wird es leichter. Nutze auf Deiner Reise den Rückenwind, anstatt Dich gegen den Sturm zu stemmen.

Schritt 6: Dein Herzenswunsch – Worum geht es wirklich?

Dein Ziel, das Du Dir gesetzt hast, als Du Deinem inneren Ruf gefolgt bist, beinhaltet die Essenz dessen, worum es Dir wirklich geht. Wir glauben, eine Sache zu wollen, aber eigentlich geht es um etwas ganz anderes, etwas, das tiefer liegt als unser vermeintliches Ziel. Manchmal ist dieses Ziel eine Ausdrucksform oder Vorstufe dessen, worum es uns wirklich geht. Vielleicht wagst Du es nicht, Deinen größten Wunsch zu benennen, weil er in unmittelbarer Verbindung mit Deiner größten Angst steht.

Als ich mich während meiner Ausbildung zur Malbegleiterin aus meinem negativen Beziehungsmuster herausarbeitete, war mein Ziel, endlich eine Beziehung auf Augenhöhe zu führen. Ich wollte geliebt und respektiert werden, so, wie ich bin. Aber wenn ich es mir genau überlege, war mein Herzenswunsch – also die Essenz, die in meinem Ziel steckte – inneren Frieden zu finden. Ich hatte keine Kraft mehr für diesen ständigen inneren Aufruhr. Gleichzeitig war meine größte Angst, gar nichts mehr zu fühlen. Das lag daran, dass für mich zu dem Zeitpunkt intensive Gefühle eher mit Schmerz als mit positivem Empfinden verknüpft waren und ich noch nicht begriffen hatte, dass ich mir die Liebe und den Respekt, den ich mir von anderen ersehnte, auch selbst geben kann.

Schreibaufgabe:
Lies Dir nochmals Deine Notizen zu Deinem Ziel durch und schau Dir Dein Visionsbild an. Was ist die Essenz, was ist Dein Herzenswunsch? Und was ist Deine größte Angst? Versuche, beides zu benennen. Wenn es Dir schwerfällt, die Essenz und Deine Angst zu benennen, gehe bei

beidem stufenweise vor. Schreibe auf, was Dir zuerst dazu einfällt und frage Dich dann: Was liegt darunter? Wiederhole das so lange, bis Du das Gefühl hast, auf der tiefst möglichen Ebene angekommen zu sein.

Malaufgabe:
Stell Dir vor, Dein Herzenswunsch ist in Erfüllung gegangen. Du fühlst Dich glücklich und zufrieden. Wie siehst Du dann aus? Male ein Bild von Dir als Figur oder ein Selbstporträt. Wenn Du magst, nimm ein Foto von Dir zu Hilfe, vergrößere es auf dem Kopierer und pause die Konturen mit Kohlepapier durch. Du kannst das Bild auch abstrakt gestalten oder mit Collagematerial arbeiten. Es geht darum, Deine Stimmung zu erfassen, sodass Du sie wieder abrufen kannst, wenn Du zu einem späteren Zeitpunkt Dein Bild betrachtest. Wähle intuitiv die für Dich passende Ausdrucksform und lasse Dir für diese Aufgabe mindestens eine Stunde Zeit.

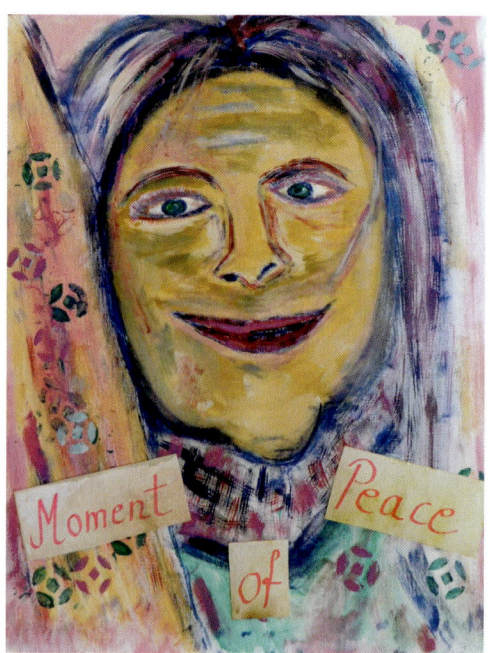

Moment of Peace

Verwendetes Material: Acrylmalpapier 290 g/m² im Format 50 x 65, Acrylfarben, Pinsel in verschiedenen Stärken, in Kurkuma und löslichem Kaffee getränktes Papier für die Beschriftung, Kalligrafiestift in Pink.

Kreativtipp: Wenn Du auf Deinen Bildern wiederkehrende Muster aufbringen möchtest, können Schablonen hilfreich sein. Manchmal gibt es bei Sonderaktionen im Supermarkt Plastikschablonen für Kinder mit unterschiedlichen Motiven und Formen. Es eignen sich aber auch perforierte Tischmatten oder Geschenkbänder. Lege die Matte auf Dein Papier oder Deine Leinwand und male mit Acryl- oder Gouachefarben darüber, entferne die Matte und Du hast ein buntes Muster.

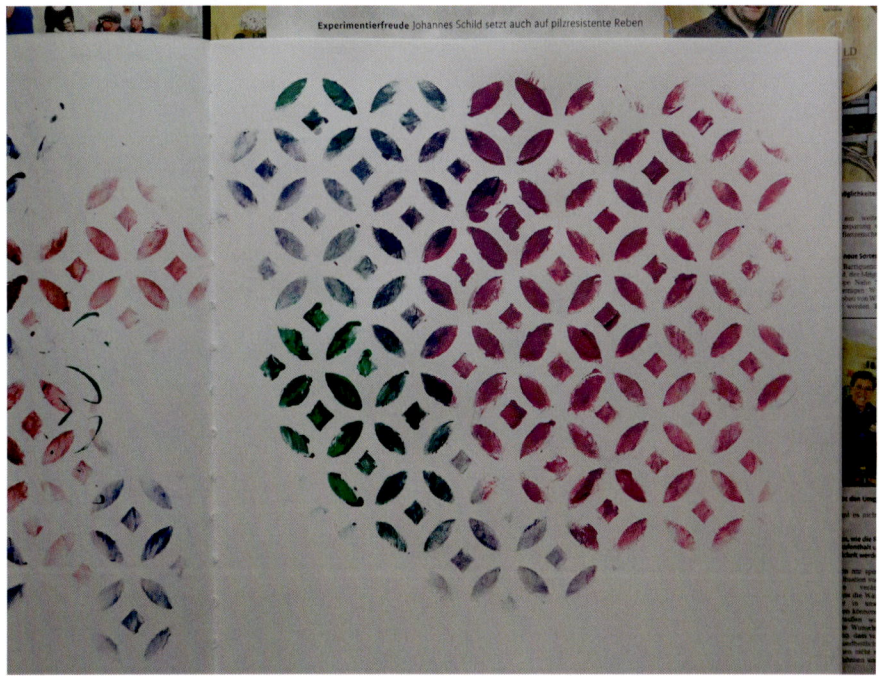

Mit Schablonen wiederkehrende Muster aufbringen.

Schritt 7: Die Zerreißprobe – Vorwärtsgehen oder auf der Stelle treten

Du hast Deinen Herzenswunsch identifiziert und spürst, dass nun eine Entscheidung ansteht. Obwohl Du auf Deinem Weg schon so weit gekommen bist, gerät nun alles ins Stocken. Du hast das Gefühl, auf der Stelle zu treten. Warst Du schon einmal an dieser Stelle und bist nicht weitergegangen? Vielleicht hast Du Dich selbst überzeugt, dass es nicht so wichtig ist, weiterzugehen und dass auch alles so bleiben kann, wie es ist, weil andere Menschen ja ebenfalls mit Kompromissen leben müssen. Erkennst Du ein Muster?

Wenn ich an mein altes Beziehungsmuster denke, stelle ich im Nachhinein fest, dass ich lange auf der Stelle getreten bin, ohne dass es mir bewusst war. Ich dachte, ich wäre schon weit gekommen, aber in Wirklichkeit habe ich immer am selben Ort angehalten. Nämlich dann, wenn ich eine Entscheidung treffen musste: entweder der andere oder ich. Ich bin dann immer zurückgerudert und habe unbewusst ein Muster aus meiner Kindheit angewandt: Die Bedürfnisse der anderen haben Vorrang. Ich muss dafür sorgen, dass alle anderen glücklich sind, dass es allen gut geht, alles harmonisch ist bzw. wird. So hatte ich bis zu dem Zeitpunkt meine Beziehungen gelebt und dabei selbst stets das Nachsehen gehabt. Als ich vor ein paar Jahren erneut an diesem Punkt angelangt war, spürte ich tief in meinem Inneren: Ich kann und darf mich nicht noch einmal im Stich lassen. Das war der ausschlaggebende Faktor, der das alte Muster zum Kippen brachte. Das Bewusstwerden eines Musters befähigt uns, es zu ändern. In gewisser Weise zwingt uns die Erkenntnis sogar dazu, weil wir wissen, dass wir uns selbst betrügen, wenn wir so weitermachen wie bisher. In meinem Fall war die Entweder-Oder-Situation: Entweder ich bleibe mir diesmal selbst treu oder ich gebe wieder den Bedürfnissen der anderen der Vorrang und lasse zu, dass meine eigenen auf der Strecke bleiben. Meine Entscheidung löste zunächst große Verunsicherung in mir aus, da ich nicht wusste, wie mein Umfeld reagieren würde. Würden mir manche Menschen den Rücken zukehren? Gleichzeitig spürte ich eine gewaltige, innerliche Verschiebung, die zuerst einmal sehr ungewohnt war, mir dann aber eine unglaubliche Kraft verlieh. Diese Kraft ermöglichte es mir, zu etwas Nein zu sagen, was ich schon viel zu lange hingenommen hatte.

Schreibaufgabe:
In welcher Entweder-Oder-Situation steckst Du? Spürst Du, welche Kraft in Deiner Entscheidung steckt? Was könnte sie bewirken? Notiere Dir ein paar Stichpunkte.

Malaufgabe:
Spüre die Kraft, die durch Dich fließt, sobald Du Deine Entscheidung getroffen hast. Was macht diese Kraft mit Deiner Seelenlandschaft? Fegt sie hindurch wie ein Sturm? Rauscht sie durch Dich wie ein Wasserfall? Wird es plötzlich ganz still wie die Ruhe nach dem Sturm? Macht sie Dir Angst, weil Du sie nicht kontrollieren kannst? Wie sieht Deine neue Seelenlandschaft aus? Male sie.

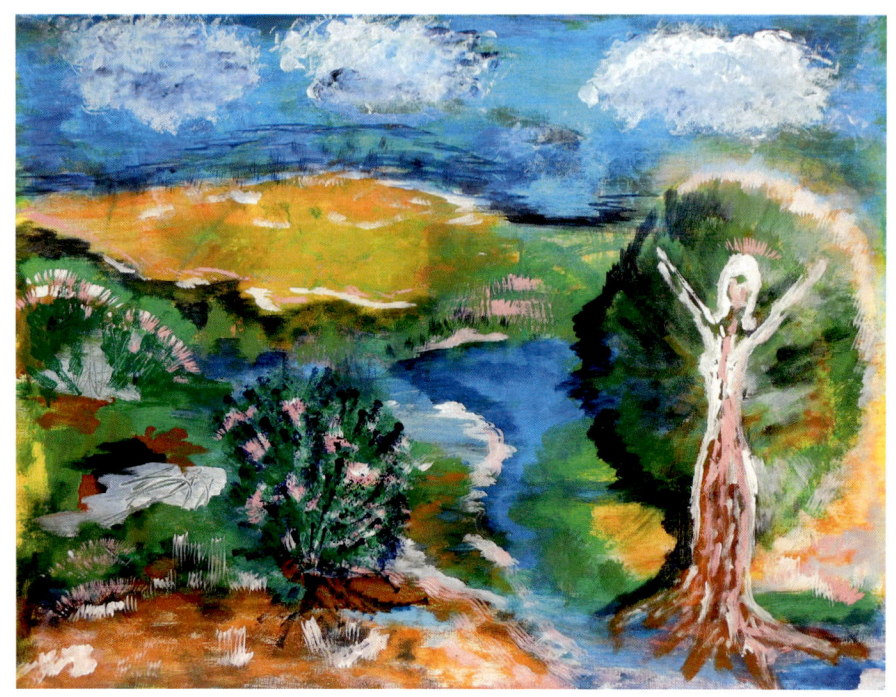

Die weibliche Kraft spüren

Verwendetes Material: Acrylmalpapier 290 g/m² im Format 50 x 65, Acrylfarben, Pinsel in verschiedenen Stärken, Schwamm zum Tupfen, Fächerpinsel

Kreativtipp: Verwende als Malgrund eine alte Landkarte oder Seiten aus einem Atlas, den Du nicht mehr brauchst. Du kannst einen Teil der Landkarte stehen lassen und einen Teil mit Gesso grundieren und dann mit Acrylfarben übermalen.

Schritt 8: Scheitern – Unnötigen Ballast abwerfen

Das Wort Scheitern ist in unserer linearen, erfolgsorientierten Gesellschaft sehr negativ besetzt. Scheitern ist etwas für Verlierer, hat gar etwas Bedrohliches. Dabei ist nur die Angst davor bedrohlich. Das Scheitern selbst kommt eher einer Befreiung gleich. Manchmal machen wir uns so lange etwas vor, bis das falsche Selbstbild nicht mehr zu halten ist und zerplatzt wie eine Seifenblase. Was dann zum Vorschein kommt, ist das authentische Selbst, das wir oft lange versteckt hatten, weil wir die Überzeugungen anderer gelebt haben, um nicht zum Außenseiter zu werden. Wir haben uns selbst aus den Augen verloren, haben zwar irgendwie mitgemischt, fühlten uns aber trotzdem nicht wirklich zugehörig.

Es kann schmerzlich sein, zu erkennen, dass wir viel zu lange einen viel zu hohen Preis bezahlt haben. Deshalb halten wir gerne am Alten fest. Wir denken uns: „Nun habe ich schon so viel investiert. Wenn ich es jetzt nicht zu Ende bringe, dann war alles umsonst." Daran klammern wir uns so lange, bis wir gezwungen werden, loszulassen, weil unsere Gesundheit versagt, uns jemand den Job kündigt oder der Partner uns verlässt. Es besteht die Möglichkeit, dass Dein aktuelles Ziel zum Scheitern verurteilt ist, weil sich Dein wahres Ziel darunter verbirgt, sich aber erst zeigt, wenn Du Dein ursprüngliches Ziel losgelassen hast. Die größte Angst ist dabei vermutlich, dass unser Scheitern sinnlos ist, wir uns blamiert fühlen und glauben, Zeit verschwendet haben.

In meinem Online-Schreibkurs hatte ich bereits lange vor der großen Blockade ein Bauchgefühl, dass dieser Kurs nicht das Richtige für mich war. Ich fühlte mich zunehmend frustriert und es kostete mich immer mehr Kraft, die Aufgaben zu bearbeiten. Aber ich konnte es mir nicht eingestehen, weil ich nicht scheitern wollte. Mein Verstand hatte dieses Scheitern mit Versagen gleichgesetzt. Ich redete mir ein, dass die Dozentin recht hatte, weil sie doch ein Profi war und dass ich unbedingt bis zum Ende durchhalten musste, anstatt mir selbst zu vertrauen. Ich merkte erst zu spät, wie viel Schaden ich mir mit dieser Haltung zufügte hatte. Wenn ich gleich auf mein Bauchgefühl gehört hätte, wäre mir ein äußerst unangenehmer Umweg erspart geblieben. Zu diesem Zeitpunkt hatte ich noch nicht begriffen, dass dieses Erlebnis Teil eines größeren Musters war: „Andere wissen besser, was gut und richtig für mich ist als ich selbst." Manchmal brauchen wir nicht das, wovon wir uns überzeugt haben, sondern etwas ganz anderes, etwas, zu dem uns nur unsere Intuition führen kann, weil der Verstand den Weg dorthin nicht kennt.

Schreibaufgabe:
Nimm Dir wieder Dein Notizbuch zur Hand und beantworte Dir die folgenden Fragen.
Woran scheiterst Du? Wie verhältst Du Dich gegenüber dem Scheitern?
Gibt es Bereiche, in denen Du immer wieder scheiterst? Welche sind das?
Steckt hinter Deiner Angst, zu versagen, die Angst, wahre Größe zu sehen? Deine eigene? Die anderer? Oder die, Dein wahres Potenzial zu erkennen?

Malaufgabe:
Male Dein wahres Potenzial. Wähle intuitiv Papiergröße, Material und Farben aus. Stelle es konkret oder abstrakt dar. Nimm Dir mindestens eine Stunde Zeit. Wenn Du fertig bist, betrachte Dein Bild mit etwas Abstand und spüre in Dich hinein, wie Du Dich damit fühlst. Fühlst Du Dich stolz? Empfindest Du Dein Bild als zu klein oder zu groß? Viel-

leicht flößt Dir Dein eigenes Potenzial mächtig Respekt ein. Alles ist in Ordnung. Nimm es zur Kenntnis und schreibe Deine Beobachtungen auf.

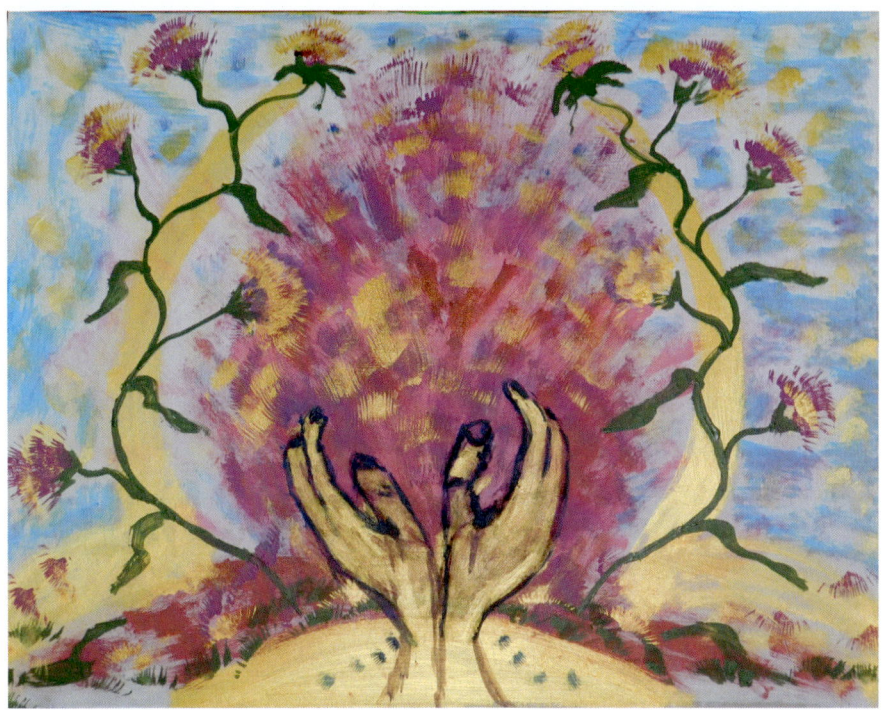

Aus dem Vollen schöpfen

Material: grauer Karton 50 x 65 mit weißem Gesso grundiert, Acrylfarben, u. a. Gold irisierend, Pinsel in verschiedenen Größen, Schwamm zum Tupfen, gepresste Kohle

Kreativtipp: Intuitives Malen hat viel mit Vertrauen in Dich selbst und Deine innere Führung zu tun. Du sitzt vor der leeren Leinwand und musst vertrauen, dass ein Bild entsteht, dass sich der erste Schritt offenbart. Vertraust Du Dir blind? Tauche Deine Finger in die Farbe und male mit geschlossenen Augen. Lasse Deine Finger über den Malgrund wandern. Wie fühlt sich das an? Öffne Deine Augen und schaue, was

Deine Hände erschaffen haben. Diese Übung hilft Dir, ins Tun zu kommen, wenn Du nicht weißt, wie Du anfangen sollst.

Schritt 9: Welches Opfer musst Du bringen?

Zu scheitern, bedeutet zunächst einmal, die Macht oder die Kontrolle zu verlieren und uns dann neu zu sortieren. Was hat für uns noch Gültigkeit, nachdem wir das falsche Bild, das wir von uns hatten, aufgegeben haben? Wo kann eine Nachjustierung stattfinden? Eines der größten Opfer, das wir bringen müssen, ist, uns nicht mehr als Opfer zu fühlen. In dem Moment, wo wir unsere Stärke anerkennen, können wir gar kein Opfer mehr sein, denn dann begreifen wir, dass wir es selbst in der Hand haben, was wir aus unserem Leben machen. Natürlich gibt es Dinge im Außen, auf die wir keinen Einfluss nehmen können, aber wir können auf unsere Haltung dazu Einfluss nehmen. Dazu gehört, anzunehmen, was ist, auch wenn es in diesem Moment alles andere als angenehm ist. Im Moment des Annehmens ist der Kampf zu Ende. Dadurch wandelt sich etwas in Deinem Inneren, das Platz schafft für äußere Wandlung. Durch das Annehmen wird es Dir leichter gelingen, eine optimistischere Haltung zu entwickeln und Lösungen zuzulassen, anstatt nach weiteren Problemen Ausschau zu halten.

Als ich dabei war, mein altes Beziehungsmuster aufzulösen, musste ich mich von dem Glaubenssatz trennen, dass ich ohne Beziehung weniger wertvoll bin und faule Kompromisse der Preis sind, den man für eine Partnerschaft bezahlen muss. Lieber ein Glas, das nur halb voll ist als ein leeres, war bis dorthin meine Devise gewesen. Ich hatte aus meiner Sicht wirklich alles getan, um in meinem Inneren aufzuräumen und trotzdem war weit und breit kein potenzieller Partner in Sicht. Wenn ich jetzt zurückblicke, verstehe ich, warum: Ich war so fixiert auf diesen Partnerwunsch, dass da überhaupt kein Raum war, in dem sich etwas entfalten konnte. Irgendwann musste ich anerkennen, dass ich gescheitert war. Ich hatte mein Möglichstes getan und trotzdem war da kein passender Mann in meinem Leben. Zu diesem Zeitpunkt reiste ich mit einer Freundin für ein paar Tage nach Lissabon und dachte nicht mehr darüber nach. Wir hatten eine wundervolle Zeit und viel Spaß. Am vorletzten Tag ging ich bei strahlendem Sonnenschein allein im Botanischen Garten im Schatten von uralten Bäumen spazieren. Exotische Pflanzen säumten meinen Weg. Der Park war fast menschenleer und ich genoss diese Oase inmitten der geschäftigen Stadt. In mir stieg ein unbändiges Glücksgefühl auf, das ich jederzeit wieder abrufen kann, wenn ich an diesen Moment zurückdenke. Im Außen hatte sich nichts verändert. Mein Wunsch hatte sich nach wie vor nicht erfüllt, aber das spielte keine Rolle mehr. Ich konnte einfach so meine eigene Gesellschaft genießen und in diesem Moment war alles perfekt, so, wie es war. Ich hatte einen Moment des All-Eins-Seins im Hier und Jetzt, in dem weder die Vergangenheit noch die Zukunft eine Rolle spielten. Das öffnete für mich den Raum für eine neue Haltung mir selbst gegenüber und somit für eine neue Beziehung mit einem veränderten Muster.

Schreib- und Malaufgabe:
Unsere Haltung besteht aus Glaubenssätzen. Viele von ihnen haben wir uns aufdrängen lassen, andere sind aus Erfahrungen entstanden, die wir im Laufe unseres Lebens gesammelt haben. Vielleicht hast Du von Deinen Eltern oder Großeltern so oft Sätze wie „Ohne harte Arbeit wirst du nie etwas erreichen" oder „Es ändert sich sowieso nie etwas" gehört, dass Du sie verinnerlicht hast. Es kann gut sein, dass diese Menschen ihr Leben genau so empfunden haben. Das bedeutet aber nicht, dass dasselbe auf Dich zutrifft oder Du es nicht anders machen darfst. Wenn wir begreifen, dass wir die Wahl haben, können wir diese Glaubenssätze auflösen. Wir müssen es uns nur erlauben.

Vor einigen Jahren musste ich mir aus betrieblichen Gründen eine neue Arbeitsstelle suchen. Deshalb konsultierte ich eine Personalvermittlungsagentur. Dort wurde ich zwei Stunden lang mittels Computertests und Gesprächen durch den Fleischwolf gedreht. Der Termin kulminierte mit der Aussage der Personalberaterin: „Für das, was Sie machen, haben Sie ein viel zu hohes Gehalt. Sie sollten sich darauf einstellen, dass Sie künftig deutlich weniger verdienen." Ich verließ damals das Büro und brach in Tränen aus. Als ich mich wieder beruhigt hatte, wurde mir klar, dass mir die Beraterin gerade ihre eigenen Glaubenssätze übergestülpt hatte. Nachdem ich es erkannt hatte, ließ ich mich davon nicht mehr beirren und fand sogar eine noch besser dotierte Stelle.

Nimm Dir ein loses Blatt Papier und schreibe die negativen Glaubenssätze auf, die Dir spontan einfallen. Schreibe so lange, bis nichts mehr kommt. Zerreiße das Papier und vernichte es in einem Ritual Deiner Wahl. Du kannst die Papierschnipsel verbrennen und die Asche beim Malen unter die Farbe mischen. Wenn Du magst, mache aus den Papierschnipseln eine Collage, übermale sie und gestalte daraus etwas Neues. Vielleicht magst Du die Papierschnipsel auch einfach dem Wasser übergeben oder sie vergraben. In diesem Fall male ein Bild, das für eine neue Haltung Dir selbst gegenüber steht. Wenn Du eine ganz eigene Idee hast, setze diese um. Folge Deiner Intuition. Die erste Idee ist die richtige.

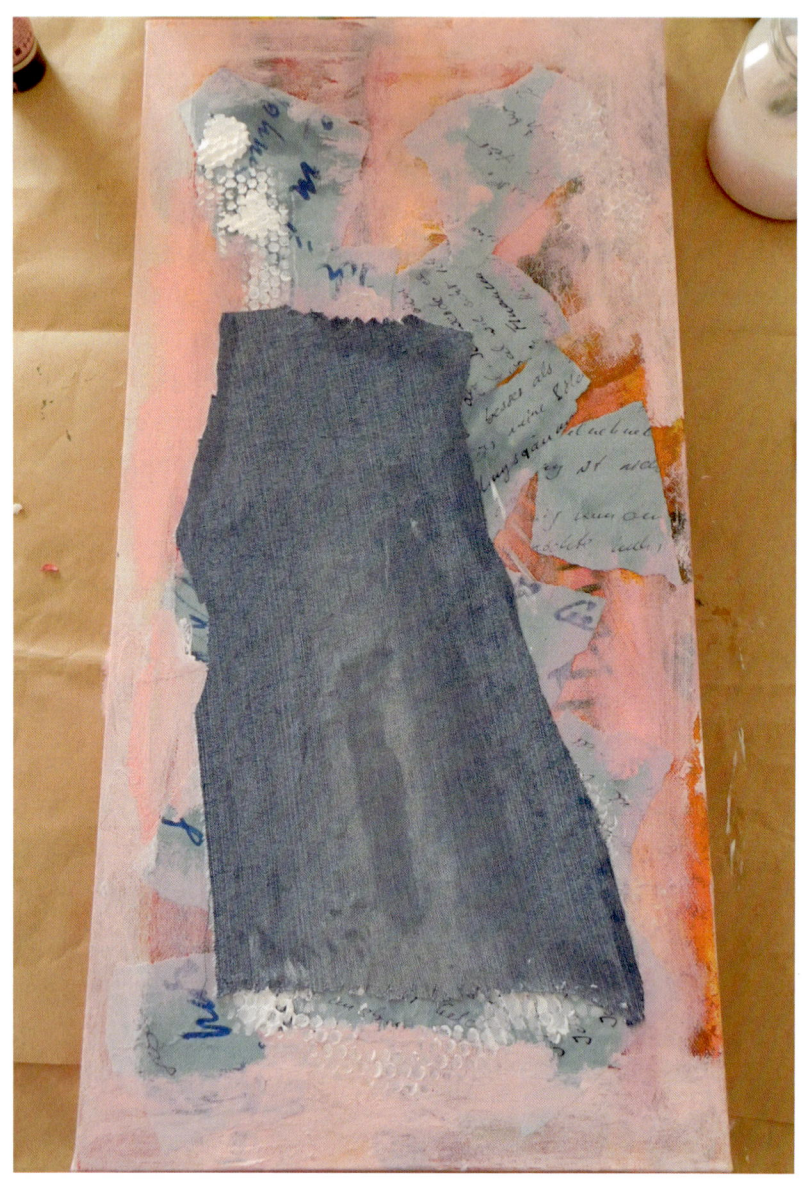

Klebe die Papierschnipsel aus Deinem Ritual auf und übermale sie.

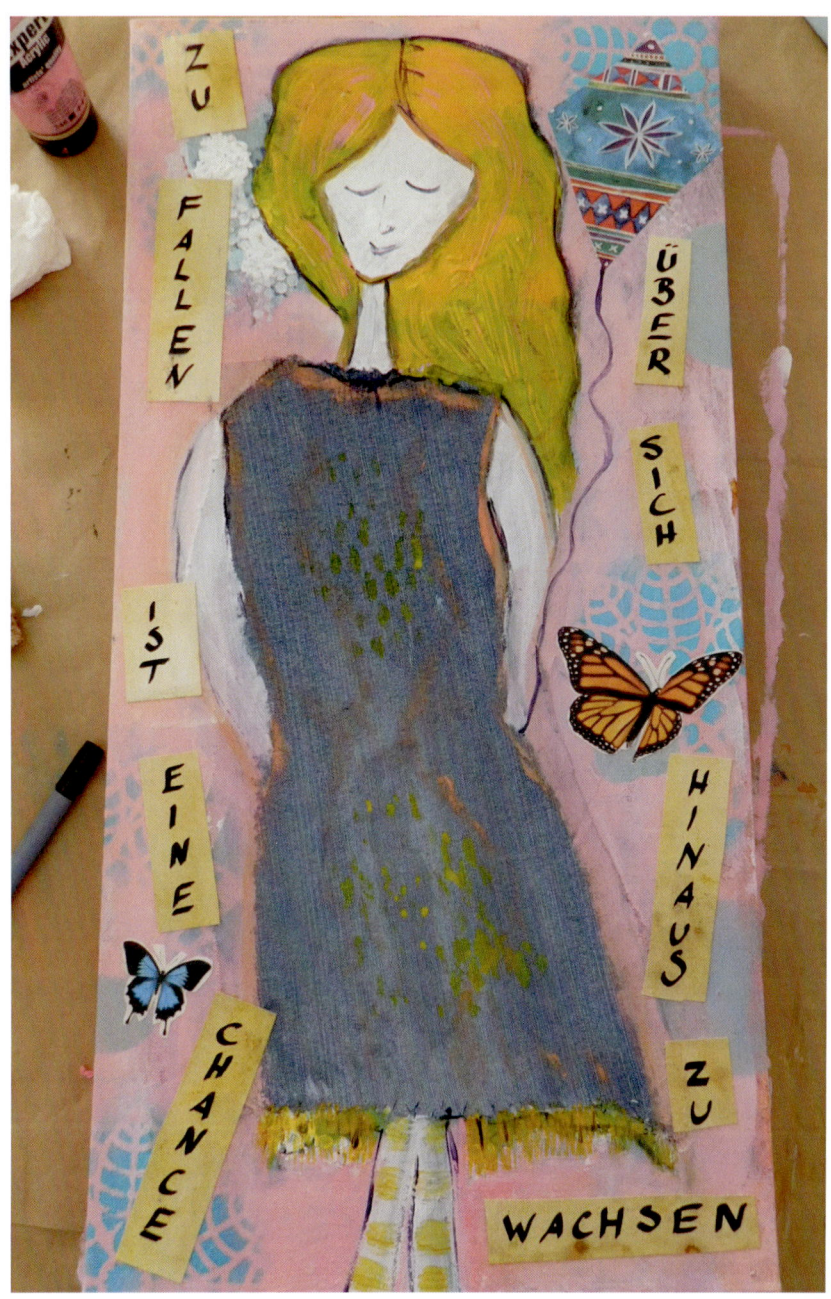

Zu fallen, ist eine Chance, über sich hinauszuwachsen

Verwendetes Material: gebrauchte Leinwand 30 x 50, Papierschnipsel aus der Schreibaufgabe, Acrylfarben, verschiedene Pinsel, Collagematerial, Jeansstoff, Kalligrafiestifte, in Kurkuma und löslichen Kaffee eingelegtes Papier, Acrylmalgel als Kleber

Kreativtipp: Verwende zum Aufschreiben der Glaubenssätze buntes Papier oder solches, das Du vorher in löslichen Kaffee oder Gewürze eingelegt hast. Verwende zum Schreiben statt Kugelschreiber bunte Stifte oder Tusche. Dann hast Du später für die Collage interessantes Material, das Du verarbeiten kannst. Auch Stoffe, Wollreste oder Bordüren eignen sich als Collagematerial.

Schritt 10: Welchen Schatz bringst Du von Deiner Reise mit?

Der Schatz, den ich von meiner eigenen Reise mitgebracht habe, waren Selbstliebe und Selbstrespekt in Verbindung mit der Fähigkeit, mich anderen Menschen gegenüber besser abzugrenzen. Das war nicht mein ursprüngliches Ziel gewesen, nämlich, einen Partner zu finden, mit dem ich eine Beziehung auf Augenhöhe führe. Ich hatte Abgrenzung immer mit einem Sich-Abkapseln in Verbindung gebracht und wäre nie auf die Idee gekommen, dass es mir helfen könnte, bessere Beziehungen aufzubauen. Auf meinem Weg hatte sich gezeigt, dass Selbstliebe und Selbstrespekt unabdingbare Grundlagen für eine Beziehung auf Augenhöhe mit mir selbst sind und mein Gegenüber mein Spiegel ist. Also musste ich erst auf Augenhöhe mit mir sein, bevor es sich im Außen manifestieren konnte. So richtig klar wurde mir das in einem Moment der Erkenntnis während eines Heldenreise-workshops mit Pferden.

Bei einer Eins-zu-eins-Übung ging es darum, mit dem Pferd, das ich mir ausgesucht hatte, eine Interaktion meiner Wahl durchzuführen. Mein sehnlichster Wunsch war eine Begegnung auf Augenhöhe. Das gelingt nur, wenn man es schafft, eine Verbindung zu dem Tier aufzubauen. Also legte ich mich mächtig ins Zeug, um die Aufmerksamkeit des Pferdes zu gewinnen. Meine Stute stand aber nur da, zuckte manchmal nervös und schaute mich misstrauisch an. Sie sah mich an, als wollte sie sagen: „Was willst du eigentlich von mir?" Ich war so enttäuscht, dass mir die Tränen kamen. Im Nachhinein wurde mir klar, dass meine Erwartung an das Pferd zu groß gewesen war, sodass gar nichts passieren konnte. Noch schmerzhafter war die Erkenntnis: Genau auf diese Art und Weise hatte ich mein Leben lang meine Beziehungen gelebt. Ich hatte mich für andere verausgabt in der Hoffnung, alles richtig zu machen und dafür ein Häppchen Zuneigung zu bekommen.

Die nächste Übung in dem Workshop hieß „Horsedance". Ich konnte mir ein Lieblingsmusikstück aussuchen und wieder ein Pferd wählen, mit dem ich arbeiten wollte. Als Aufgabe sollte ich eine Interaktion meiner Wahl durchführen. Ich spürte, dass sich durch die gewonnene Erkenntnis aus der vorherigen Übung etwas gelöst hatte und ging mit keinerlei Erwartung, aber einer völlig anderen Energie in die Reithalle. Mein Pferd reagierte sofort. Es sauste in einem ziemlich dynamischen Trab durch die Halle, ließ sich antreiben, wenden und anhalten und legte mir am Ende sogar seine Nase auf meine Brust. Da wurde mir klar, dass ich „nur" meine inneren Ressourcen mobilisieren muss und gar nicht darauf zu warten brauche, dass mir jemand von außen etwas bestätigt oder gar erlaubt. Die Bestätigung ist lediglich das Sahnehäubchen. Die anderen Teilnehmer waren ziemlich beeindruckt und gaben mir als Feedback, dass die Interaktion von außen vollkommen souverän und dynamisch gewirkt hatte und sie sich selbst nicht getraut hätten, so mit dem Pferd umzugehen. In diesem Moment hatte ich mir über Mich-Trauen oder nicht gar keine Gedanken gemacht. Ich war einfach meiner inneren Führung gefolgt! Das Erlebnis liegt nun mehrere Jahre zurück. Geblieben ist dieses Gefühl der eigenen Kraft, das ich jedes Mal abrufen kann, wenn ich das Lied höre oder ein Pferd auf einer Koppel sehe. Das war meine Initiation zur Verbindung mit meiner inneren Quelle.

Es braucht manchmal nur einen kurzen Moment der Erkenntnis, um ein Muster aufzulösen und den Beginn einer neuen Geschichte zu schreiben. Genau darum geht es beim Auffinden Deines Schatzes. Der Schatz ist das, was Du brauchst, damit Deine Vision lebendig werden kann.

Nun ist es an der Zeit, Revue passieren zu lassen, was Du auf Deiner Reise erlebt hast. Schau Dir am besten nochmals Deine Reisenotizen durch. Den Ruf Deiner Seele zu hören, hat Dich verändert. Du hast Hürden überwunden und das losgelassen, was Dir nicht mehr dienlich ist. Du weißt jetzt, was Dir Kraft gibt und wie Du dies hilfreich einsetzen kannst. Du hast Kontakt aufgenommen mit Deinem Herzenswunsch. Dadurch hat sich vielleicht Dein ursprüngliches Ziel verändert. Du weißt, welche Entscheidung Du treffen musst, um vorwärts zu gehen.

Was ist jetzt Deine Vision?

Schreibaufgabe:
Nimm Dir wieder Dein Notizbuch zur Hand und führe eine Art Brainstorming durch. Schreibe Dir etwa zehn Stichworte auf, die Deine neue Vision ausmachen oder zu ihr gehören. Beispiele können sein: Freiheit, Natur, Meer, Team, Garten, Segeln …

Malaufgabe:
Überlege Dir mit Hilfe der Stichworte aus der vorherigen Übung, wie jetzt Deine Vision aussieht. Male sie oder fertige eine Collage an. Du kannst auch beides kombinieren. Wähle ein möglichst großes Papierformat, um Deiner Vision Raum zu geben.

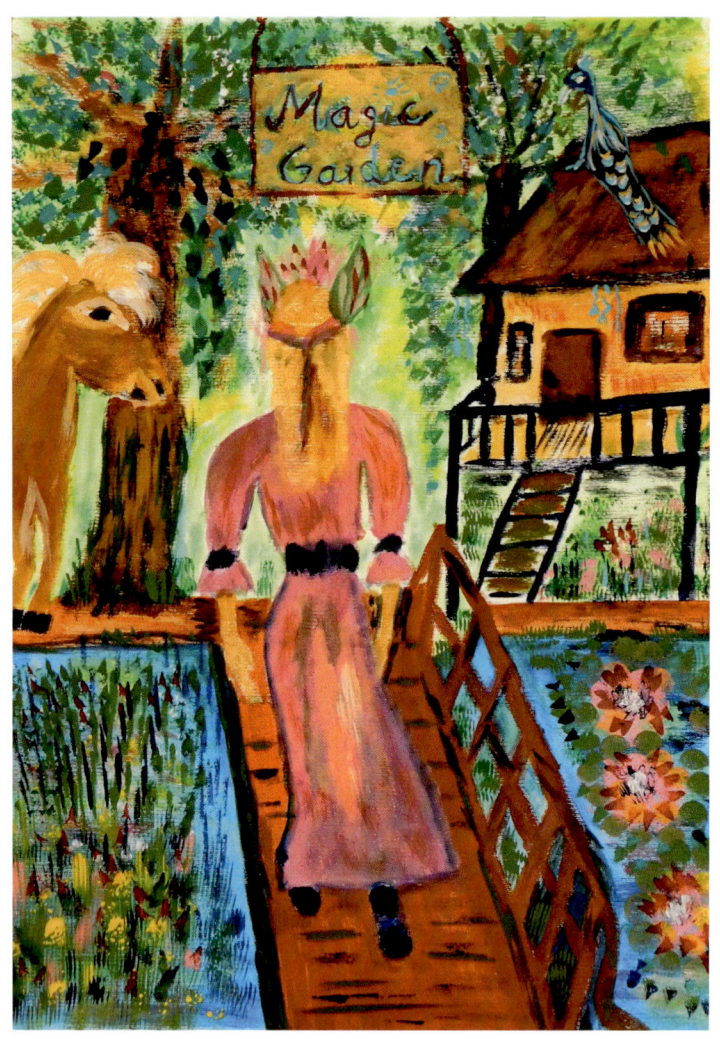

Ankunft im Zaubergarten der Heilung

Verwendetes Material: Acrylmalpapier 290 g/m² im Format 50 x 65, verschiedene Pinsel, Acrylfarben, als Inspiration diente ein Bild aus einer Zeitschrift, das ich modifiziert habe

Kreativtipp: Nutze die Macht der Musik. Kennst Du das Gefühl, wenn Du eine Melodie hörst, die Dir so richtig unter die Haut geht? Suche

Dir ein Musikstück aus, das Dich berührt und lasse Dich vom Rhythmus der Musik führen. Male mit geschlossenen Augen mit Deinen Fingern, gerne auch mit einem Pinsel. Konzentriere Dich dabei auf die Musik, nicht auf das Motiv. Wenn Du normalerweise sehr aus dem Kopf heraus malst, ist diese Übung besonders zu empfehlen. Probiere sie mit unterschiedlichen Musikstücken aus, wähle einmal eine langsame Melodie, dann einen schnelleren Rhythmus und vergleiche das Ergebnis.

Schritt 11: Blick in die Zukunft — Wie geht es weiter?

Wir sind an der letzten Station angekommen, an der Schnittstelle zwischen Vergangenheit und Zukunft. Durch die Heldenreise hat sich Deine Vision verändert. Blättere zurück zu Deinen Notizen von Schritt 1. Wie haben sich Deine Stärken und Deine Schwächen entwickelt? Kannst Du sehen, wie beide zusammengehören, sich sogar ergänzen oder gegenseitig bedingen? Vielleicht hat sich etwas, das Du zuerst als Schwäche betrachtet hast, als Stärke entpuppt. Möglicherweise hast Du eine neue Stärke entdeckt, die Du vorher gar nicht auf dem Schirm hattest. Betrachte Deine bisher gemalten Bilder und überlege, ob Du einen roten Faden oder ein Gesamtbild erkennen kannst.

Für mich kamen am Ende zwei Wege zusammen. Zum einen hat mich die Erkenntnis gestärkt, wie wichtig gesunde Grenzen sind und dass ich selbst nur eine gute Partnerin sein kann, wenn ich mich adäquat abgrenzen kann. Nur dann weiß mein Partner, mit wem er es überhaupt zu tun hat und ich übernehme die Verantwortung für mein eigenes Wohlbefinden. Mir wurde erst im Nachhinein klar, wie viel Druck ich durch meine Erwartungshaltung erzeugt hatte. Diesen Druck konnte ich in positivere Energie umwandeln und sie für meine Kreativität nutzen. Zum anderen erkannte ich für mich das Malen als Weg zu mehr Selbsterkenntnis, Selbstfürsorge und als Resilienz-Training für meine Seele, das ich gerne an andere zu ihrer eigenen Stärkung weitergeben möchte. Unter Resilienz ist die psychische Widerstandskraft zu verstehen, die wir brauchen, um Krisen zu überwinden und Herausforderungen zu meistern. Daraus entstand mein Lebensmotto: Malen gibt Kraft – kreativ statt depressiv.

Schreibübung:

Formuliere für Dich ein Lebensmotto, das für das Ende Deiner Heldenreise steht. Wenn Du zum Beispiel zu dem Ergebnis gekommen bist, dass Du es nach langer Zeit wieder wagen möchtest, eine Partnerschaft einzugehen, könnte Dein Motto „Gemeinsam statt einsam" sein. Willst Du mehr Leichtigkeit in Dein Leben bringen, so könnte Dein Motto beispielsweise „Don't worry, be happy" sein. Lass Dir ruhig Zeit und mache etwas Brainstorming in Deinem Notizbuch. Schreibe spontan auf, was Dir durch den Kopf geht und wähle dann die Formulierung, die den Kern der Sache am besten trifft.

Malaufgabe:

Wenn Du Dein Lebensmotto gefunden hast, male ein Bild, das für das Ende deiner Reise steht. Wo bist Du jetzt angekommen? Wenn Du magst, integriere Dein Motto in dieses Bild.

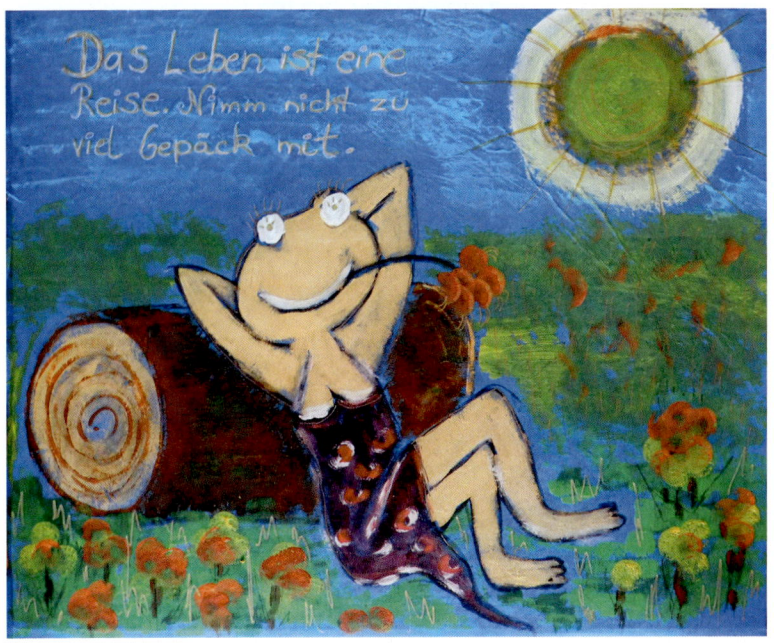

Das Leben ist eine Reise. Nimm nicht zu viel Gepäck mit.

Verwendetes Material: Grauer Karton 40 x 50 beklebt mit hand-geschöpftem, blauem Papier, Acrylfarben, verschiedene Pinsel, Schaumpinsel zum Stempeln, Kalligrafiestifte

Kreativtipp: Klebe die Ränder Deines Blattes mit Klebeband, z. B. Te-sakrepp, ab. Wenn Dein Bild fertig ist, ziehe das Klebeband wieder ab und Dein Bild hat einen Rahmen. Das Klebeband sollte nicht zu sehr haften, damit es sich wieder gut ablösen lässt, sodass das Papier beim Abziehen nicht einreißt.

Du hast es geschafft. Du bist am Ende Deiner Heldenreise angekom-men. Im Anschluss findest Du eine Zusammenfassung der einzelnen Etappen, die Du durchlaufen hast.

Zusammenfassung:
Schritt 1: Standortbestimmung – Wer bin ich?
Schritt 2: Der Ruf zum Abenteuer – Die Botschaften der Seele hören
Schritt 3: Die Blockade – Ich will Veränderung, aber alles soll bleiben, wie es ist
Schritt 4: Das Ziel – Wo will ich eigentlich hin?
Schritt 5: Freunde und Feinde – Wer unterstützt mich? Wer bremst mich aus?
Schritt 6: Dein Herzenswunsch – Worum geht es wirklich?
Schritt 7: Die Zerreißprobe – Vorwärtsgehen oder auf der Stelle treten
Schritt 8: Scheitern – Unnötigen Ballast abwerfen
Schritt 9: Welches Opfer musst Du bringen?
Schritt 10: Welchen Schatz bringst Du von Deiner Reise mit?
Schritt 11: Blick in die Zukunft – Wie geht es weiter?

Storytelling — Erzähle die Geschichte zu Deinen Bildern

Nun blätterst Du vielleicht durch Deine gemalten Bilder, bist zwar stolz auf das, was Du erschaffen hast, fragst Dich aber, was bei Deiner Reise der rote Faden ist bzw. wie Deine Werke zusammenhängen. Deshalb kommen wir zur jetzt Nachbereitung des Prozesses.

Während meiner Ausbildung zur Malbegleiterin diente das erste Fortbildungsjahr in erster Linie der Selbsterfahrung. Dadurch konnte ich lernen, was es bedeutet, sich über einen längeren Zeitraum auf den Malprozess einzulassen und, wie er wirkt. Jedes einzelne Bild war ein in sich abgeschlossener Prozess, aber auch Teil eines größeren Ganzen. Meine Bilder waren wie Puzzleteile. Ich wusste, dass sie zusammengehören, aber es fehlte das Gesamtbild. Erst nachdem ich zu meinen Bildern eine Geschichte geschrieben hatte, verstand ich die Zusammenhänge. Mir wurde klar, was mit mir passiert war und wie mich das Einlassen auf den Malprozess verändert hatte. Deshalb lade ich Dich jetzt ein, Deine Geschichte zu schreiben – nur für Dich. Sie beginnt wie viele Geschichten mit:
Es war einmal …

So könnte eine Geschichte aussehen:

Die Meisterin der Wandlung

„Sei Du selbst die Veränderung, die Du Dir wünschst für diese Welt."
(Mahatma Gandhi)

Es war einmal eine Froschfrau, die zusammen mit anderen Fröschen in einem Teich am Rande einer kleinen Stadt lebte. Sie träumte davon, die Welt zu verändern. Sie wünschte sich, anderen beizubringen, wie sie ihre individuellen Gaben entwickeln und dadurch zu mehr innerer Freiheit gelangen konnten. Immer, wenn sich Gelegenheit dazu bot, hüpfte sie zu dem See ganz in der Nähe. Dort saß sie auf dem Bootssteg und blickte sehnsüchtig zum anderen Ufer, das unglaublich weit weg schien. „Ach, wenn ich doch nur dort hinübergelangen könnte", seufzte sie. „Dort, wo die große Freiheit ist, könnte ich die Welt verändern." Aber sie wagte es nicht, in den See zu springen. Missmutig hüpfte sie zu ihren Froschgefährten zurück. Die anderen Frösche machten sich über sie lustig. „Du bist eine Träumerin", behauptete der eine. „Wer hat schon eine Froschfrau gesehen, die die Welt verändern kann? Außerdem: Was willst du denn? Wir haben hier doch alles, was wir brauchen. Es ist gemütlich. Es gibt genug Insekten." Sprach es und verschluckte genüsslich eine Mücke.
Ein anderer machte es sich auf einem Seerosenblatt bequem und quakte: „Hier sind wir sicher. Was ist, wenn dich im großen See der Storch holt oder einer der anderen Vögel? Das Risiko solltest du nicht eingehen. Bisher ist noch keiner zurückgekehrt, der in den See gesprungen ist."
Die Froschfrau dachte an einen besonderen Frosch, der vor langer Zeit den Teich verlassen hatte. Er hatte ihr zugehört und von seinen eigenen Träumen erzählt. Mutig war er gewesen und vollkommen überzeugt, dass er sein Glück auf der anderen Seite des Sees finden würde. Was wohl aus ihm geworden war? Je mehr Zweifel die an-

deren Frösche hegten, desto stärker reifte eine Entscheidung in der Froschfrau heran. Am nächsten Tag machte sie sich auf zu dem großen See. Ihr Herz klopfte wild vor Angst. Gleichzeitig spürte sie auch Freude und Abenteuerlust. Sobald sie den Bootssteg erreichte, machte sie einen riesigen Hüpfer und landete auf einem besonders großen, hellgrün schillernden Seerosenblatt. Sie sah sich um, um sich etwas Orientierung zu verschaffen. Der Weg zum anderen Ufer war weit, aber sie wusste, dass sie sich sowohl im Wasser wie auf dem Land gut fortbewegen konnte. Umsichtig schwamm sie los. Wenn Vögel über dem See kreisten, versteckte sie sich im Schilf. Auch Menschen mit Booten und Angelnetzen waren unterwegs. Trotzdem gelangte die Froschfrau sicher an ihr Ziel. Ehrfürchtig betrat sie den neuen Weg, der dort auf sie wartete. Bunte, duftende Blumen wuchsen am Wegesrand. Die Farben leuchteten viel intensiver als in der Welt, die sie bisher gekannt hatte. Bienen summten und flogen zwischen den üppigen Blüten hin und her. Die Froschfrau war so fasziniert von dieser neuen Welt, dass sie einfach dem Weg folgte, ohne auf die Richtung zu achten.

Plötzlich versperrte ihr eine dunkle Gestalt mit schwarzem, wirr abstehendem Haar den Weg und wedelte mit einem scharfen Schwert vor ihrem Gesicht herum. Die Froschfrau erstarrte vor Schreck.

„Ich bin der Besserwisser", schrie die Gestalt, beugte sich vor der Froschfrau herab und blies ihr seinen brennenden Atem ins Gesicht. Sie wich zurück und wollte etwas erwidern, doch der Mann ließ sie nicht zu Wort kommen. „Was willst du hier?", verlangte er zu wissen.

„Ich ... ich bin losgezogen, um die Welt zu verändern", stotterte die Froschfrau.

Der Besserwisser lachte hämisch. „Du kleiner Frosch willst die Welt verändern? Was glaubst du, wer du bist? Geh zurück in deinen Teich und warte, bis dich der Storch holt."

Die Froschfrau ergriff eilig die Flucht, befürchtete sie doch, der Besserwisser wolle ihr mit dem Schwert ein Bein abschneiden. Sie flüchtete in den dichten Wald, sodass die dunkle Gestalt ihr nicht folgen konnte. Erst, als sie sicher sein konnte, dass niemand ihr auf den Fersen war, blieb sie atemlos stehen. Ihr Herz hüpfte wild in ihrer Brust. Nun war sie zwar wieder alleine, jedoch ohne Orientierung. Wie sollte sie aus dem Wald heraus zurück auf ihren Weg finden?

Die Froschfrau hielt inne. Sie machte sich bewusst, dass etwas in ihr sie dazu geführt hatte, diese Reise überhaupt anzutreten. Und genau dieses Etwas, sagte sie sich, würde sie auch wieder auf ihren Weg zurückführen. Einen ganzen Tag und eine Nacht saß die Froschfrau einfach da und horchte in sich hinein. Stetig wiederholte sie das Mantra: „Ich vertraue mich bedingungslos meiner inneren Führung an." Als der Morgen dämmerte, wusste sie, wohin sie ihren Weg fortsetzen musste.

Die Froschfrau hatte schon viele Geschichten von der Königin der Weisheit und ihrem magischen Garten gehört. Die alten Frösche hatten immer erzählt, man müsse einfach nur dem Regenbogen folgen, um dorthin zu gelangen. Sie wanderte viele Tage und Nächte. Immer, wenn ihr Zweifel kamen, hielt sie inne und konsultierte ihre innere Führung. So war es keine Überraschung, dass sie eines schönen Tages die Brücke überquerte, die in den Garten der Königin der Weisheit führte. Die Herrscherin saß am Teich der tiefen Gefühle und ließ ihre Füße ins Wasser baumeln. Als sie die Froschfrau erblickte, lächelte sie und sagte: „Ich habe dich bereits erwartet."

„Tatsächlich?", fragte die Fröschin überrascht.

„Ja", erwiderte die Königin. „Seit du den Entschluss gefasst hast, hierher zu kommen, erwarte ich dich. Wie kann ich dir helfen?"

Die Froschfrau musste an den Besserwisser denken. „Was glaubst du, wer du bist", ging es ihr durch den Kopf. Deshalb fiel ihre Antwort etwas verschämt aus. „Ich möchte die Welt verändern, aber ich bin doch nur eine Froschfrau. Wie kann ich das schaffen?"

Die Königin nickte ernsthaft und erwiderte: „Wichtig ist, dass du dir deiner Gaben und deiner Verbündeten bewusst wirst. Du bewegst dich sicher im Wasser und auf dem Land. Das macht dich flexibel und du bist in der Lage, dich den Gegebenheiten anzupassen. So, wie ich die Königin der Weisheit bin, bist du die Meisterin der Wandlung. Denke daran, wie du hierher gefunden hast. Du hast tiefes Vertrauen in deine innere Führung. Das ist etwas, was du anderen beibringen kannst."

„Aber die anderen Frösche glauben nicht an mich. Sie lachen mich aus."

„Deine Verbündeten müssen keine Frösche sein. Wer immer sie sind – wichtig ist, dass sie deine innere Haltung verstehen und teilen, sich gestatten, Fehler zu machen und so wie du wieder aufstehen und weitermachen, wenn etwas missglückt ist. Veränderung bedeutet, den Mut zu haben, Risiken einzugehen und, falls notwendig, auch mal die Richtung zu wechseln."

Die Froschfrau staunte. „So habe ich das noch nie betrachtet."

Die Königin überreichte der Froschfrau eine goldene Kugel, die diese ehrfürchtig entgegennahm. „Das ist die Kugel der Weisheit", sagte die Königin. „Sie wird dir helfen, wenn du sie darum bittest. Gibt gut auf sie acht. Wenn du Klarheit brauchst, frage die Kugel der Weisheit. Übe dich so lange darin, bis du Klarheit findest, ohne dass du die Kugel dazu brauchst."

Die Froschfrau bedankte sich überschwänglich und setzte ihren Weg fort. Sie wanderte weiter durch die Wälder und begegnete dort einem Mädchen, das alleine auf einem Baumstamm saß und verzweifelt dreinschaute. Der Froschfrau ging das Herz auf, weil sie sich selbst in dem Mädchen wiedererkannte. „Kann ich dir helfen?", fragte sie das Mädchen.

Die junge Frau schaute auf und zuckte mit den Schultern. „Ich weiß nicht. Ich möchte geliebt werden, so, wie ich bin, aber jeder möchte mich verändern. Was kann ich tun?"

„Wichtig ist, dass du dir selbst Liebe entgegenbringen kannst. Wenn du mit dir selbst im Frieden bist, spielt das, was im Außen passiert, eine immer kleinere Rolle", sagte die Froschfrau und berührte dabei das goldene Geschenk der Königin, um sich ihrer Worte rückzuversichern.

Das Mädchen sah sie überrascht an. „Wie kann ich das lernen?"

„Nimm dir jeden Tag etwas Zeit nur für dich. Schicke dir selbst liebevolle Gedanken und koche dir eine nahrhafte Mahlzeit. Und übe, übe, übe …"

Das Mädchen strahlte. „Ich danke dir für deinen Rat."

Die Froschfrau verabschiedete sich von dem Mädchen und ging weiter. Sie begegnete immer mehr Menschen, die ihre Ratschläge dankbar annahmen. Eines Tages machte sie Rast an einem Teich. Sie beugte sich über das Wasser, um ihren Durst zu löschen und schrak zurück. Als sich die Überraschung gelegt hatte, wagte sie erneut einen Blick auf die Wasseroberfläche und stellte zu ihrem Erstaunen fest, dass sie sich vollkommen verändert hatte. Sie hatte die Gestalt einer Frau angenommen. Aufmerksam betrachtete sie ihr Spiegelbild und war zufrieden mit dem, was sie sah. Ein Gefühl von innerem Frieden durchflutete sie und sie verspürte das Bedürfnis, ganz in das Wasser des Teiches einzutauchen. Sie ließ sich treiben, spürte, dass sie nach wie vor auch Fröschin war, sich mit Wasser und Erde verbunden fühlte, doch das tiefe Vertrauen in die weibliche innere Führung hatte sie verändert, hatte sie stark gemacht. Diese innere Kraft wollte sie der Welt schenken. Sie kletterte aus dem Wasser und setzte sich auf einen Baumstumpf in der Sonne, um sich trocknen zu lassen. Behutsam nahm sie die Kugel der Weisheit aus einer Stofftasche, die sie immer bei sich trug, und fragte: „Wie kann ich innere Stärke in die Welt bringen?" Die Kugel zerbarst in ihrer Hand und goldener und roter Blütenstaub flogen durch die Luft. Entsetzen machte sich in der Froschfrau breit. Was, wenn die Königin davon erfuhr, dass sie unachtsam mit der Kugel umgegangen war? Was sollte sie nun tun? Ohne die Kugel der Weisheit würde sie keinem mehr helfen können. Von der Aufruhr war die Froschfrau so erschöpft, dass sie neben dem Baumstumpf in einen tiefen Schlaf fiel. Sie träumte von der Königin, die ihr die Hand auf den Kopf legte und sagte: „Die Kugel der Weisheit war nur ein Symbol für die Weisheit, die du bereits in dir trägst. Du brauchst die Kugel nicht mehr. Alles, was du brauchst, ist in dir. Erinnerst du dich, was ich dir gesagt habe? Du sollst so lange üben, bis du kein Hilfsmittel mehr benötigst. Wenn etwas nicht funktioniert, wie du es dir vorstellst, betrachte es als Chance, über dich hinauszuwachsen und es noch besser zu machen."

Die Froschfrau wachte verwirrt auf. Der Traum war so real gewesen, dass sie nicht zu sagen vermochte, ob die Königin tatsächlich da gewesen war. Eine ungeheure Kraft durchflutete sie. Sie wusste nun, dass sie nicht länger umherwandern wollte. Sie wollte sesshaft werden und einen Ort der Heilung schaffen, an den Menschen kommen konnten, um sich zu erholen, Kraft zu schöpfen, ihr authentisches Selbst wiederzuentdecken. Die Froschfrau saß lange still und horchte in sich hinein, dann sprang sie auf und zog los. Sie wusste, wo sie diesen Ort finden würde. Und als sie die Brücke zum Zaubergarten der Heilung überquerte, erkannte sie, dass sie angekommen war. Es war der perfekte Ort für ihre Mission. Der Zaubergarten lag in einer Waldlichtung. Baumhäuser luden zum Verweilen ein. Suchende durften so lange bleiben, wie sie wollten. Manche suchten Entspannung, Heilung oder Erholung, manche sich selbst. Die Suchenden fanden Unterstützung durch Tiere und kreative Angebote. Sie mussten nichts tun, konnten einfach sein. Die Froschfrau wurde von gleichgesinnten Transformationshelfern willkommen geheißen. In dem Teich, der in dem Zaubergarten natürlich nicht fehlen durfte, saß ein Frosch auf einem Seerosenblatt und kaute auf einem Schilfstängel. „Willkommen daheim", quakte er und zwinkerte mit den Augen. „Du hast dir ja ganz schön Zeit gelassen. Schön, dass du endlich angekommen bist." Nun erkannte sie den Frosch wieder. Er hatte vor langer Zeit den Teich nahe der kleinen Stadt verlassen, aus dem sie selbst stammte. Die Froschfrau lachte. „Ich hatte unterwegs noch einiges zu tun." Dann entledigte sie sich ihrer Kleider und sprang in den Teich, um eine Runde zu schwimmen. Man sagt, dass sie sich je nach Situation mal in eine Fröschin, dann wieder in eine Frau verwandelt. Und wenn sie nicht gestorben ist, dann schwimmt sie dort noch heute.

Kreativtipp: Fotografiere Deine Bilder ab und gestalte aus dem Text Deiner Geschichte und den Fotos ein Fotobuch. Im Internet findest Du dafür verschiedene Programme wie zum Beispiel CEWE oder Photo Dose, die Du kostenlos herunterladen kannst. So hast Du Deine Geschichte griffbereit und kannst sie immer wieder durchblättern.

Das Ende ist immer auch ein neuer Anfang

Ich hoffe, es ist Dir gelungen, den roten Faden zu Deinem Thema aufzuspüren, es zu transformieren, dadurch mehr Klarheit zu gewinnen und Deiner Vision ein Stück näherzukommen. Wie ich zu Beginn angedeutet habe, ist unser Lebens- und Entwicklungsweg eine immerwährende Spirale. Deshalb begegnet uns ein Thema oft mehr als einmal auf unterschiedlichen Ebenen oder in verschiedenen Lebensbereichen, auch wenn wir glauben, es gerade erfolgreich bearbeitet zu haben. So werden wir stetig bewusster, unser Weg immer klarer. Das Ende dieser Heldenreise kann bereits das Thema für den Beginn einer neuen in sich tragen. Das klingt anstrengend? Gut möglich. Aber Du sitzt am Steuer und Du bestimmst das Tempo. Also gönne Dir die Zeit, das zu verdauen, was Du Dir gerade erarbeitet hast, und erfreue Dich an den Ergebnissen. Wenn es an der Zeit ist, eine neue Heldenreise anzutreten, nimm Papier und Pinsel zur Hand und mach Dich auf den Weg …

Über mich:

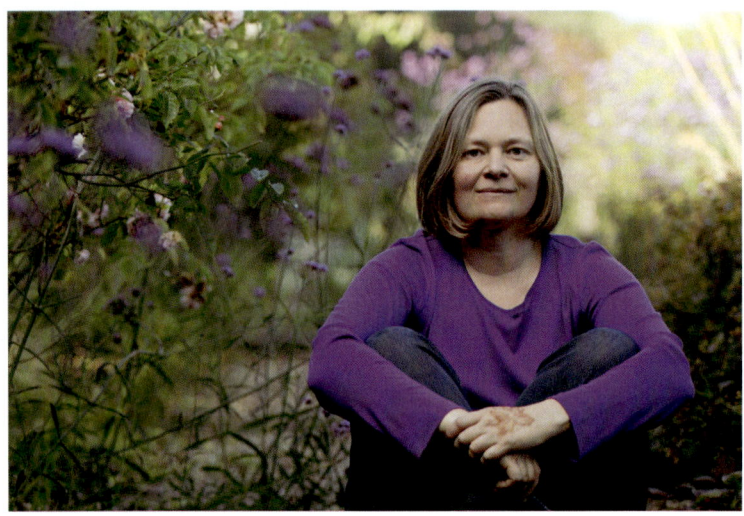

Mein Name ist Christine Lukas ich bin 1967 geboren, Wirtschaftsfach-wirtin, Personalreferentin, Malbegleiterin für Ausdrucksmalen, Auto-rin, Resilienz-Trainerin und Lebensmeisterin.

Für mich ist das Leben eine kontinuierliche Heldenreise, auf der wir uns ständig neu erfinden. Neben meinen kaufmännischen Tätigkeiten habe ich auf meinem Weg vieles ausprobiert wie Fußreflexzonenmas-sage, Zen Shiatsu, schamanische Reisen und Techniken sowie Selbst-erfahrung in der Natur. Meine Motivation, dieses Buch zu schrei-ben, war, die beiden Methoden zu vereinen, die sich auf meinem Entwicklungsweg als am effektivsten erwiesen haben: das intuitive Malen und das Persönlichkeitsentwicklungsmodell der Heldenreise. Ich habe das Modell der Heldenreise mehrfach im pferdegestützten Coaching durchlaufen und dabei immer äußerst wertvolle Erkennt-nisse mit nach Hause genommen, die mein Leben signifikant berei-chert haben. Kleine Episoden davon sind als Beispiele in dieses Buch mit eingeflossen. Durch meine Ausbildung als Malbegleiterin durfte ich am eigenen Leib erfahren, welches Transformationspotenzial der Malprozess für diejenigen bereithält, die sich darauf einlassen können. Nicht nur stellt das Malen eine tiefe Verbindung zu Dir selbst her, Du kannst dadurch auch Themen auf einer tiefen Ebene aus Deinem Inneren heraus transformieren. Ich habe festgestellt, dass besonders Malanfänger sich beim völlig freien Malen ohne Vorgaben leicht überfordert fühlen. Deshalb bietet die Heldenreise zusammen mit den Mal- und Schreibaufgaben eine ergänzende Struktur, an der Du Dich orientieren kannst. Mit Hilfe dieses Buches hast Du die Möglichkeit, Deinen Malprozess ganz bequem bei Dir zu Hause in einem für Dich passenden Zeitrahmen durchzuführen. Ich wünsche Dir, dass Du Dein volles Potenzial entfaltest und dabei Deine kreative Vielfalt wiederentdeckst. Denn ich bin überzeugt: Wir alle tragen die Samen der Kreativität bereits in uns. Ich freue mich über Feedback zu Deiner persönlichen Heldenreise und zu diesem Buch.

Wenn Du mehr über mich und meine Arbeit erfahren oder Kontakt aufnehmen möchtest, besuche gerne meine Webseite.

www.christinelukas.de

Literaturhinweise:

Zum intuitiven Malen:

Intuitiv Malen: Wege zur Kreativität
Thomas Lüchinger
Verlag: Zytglogge; Auflage: 1., (1. Juli 2005)

Malen! Mutig und intuitiv: Loslassen. Mut fassen. Entfalten lassen.
Experimentelle Wege und neue Techniken
Flora Bowley
Edition Michael Fischer; Auflage: 1 (19. Februar 2015)

Creative Revolution: Personal Transformation through Brave Intuitive
Painting (Englisch)
Flora Bowley
Verlag: Quarry Books (26. Oktober 2016)

Selbsterfahrung durch Malen und Gestalten: Die therapeutische Kraft
der Kunst nutzen
Martin Schuster, Hildegard Ameln-Haffke
Verlag: Hogrefe, Auflage: 1 (8. Mai 2013)

Storytelling with Collage: Techniques for Layering, Color and Texture
(Englisch)
Roxanne Evans Stout
Verlag: F&W Publications Inc (25. März 2016)

Der Malort
Arno Stern
Verlag: Daimon; Auflage: 5. Auflage (9. Februar 2015)

Zum Thema der Heldenreise:

Der Heros in tausend Gestalten
Joseph Campbell
Verlag: Insel Verlag; Auflage: 1 (16. November 2011)

Auf den Flügeln der Pferde – Eine Heldenreise ins Herz der Kreatur
Ulrike Dietmann
Verlag: Franckh Kosmos Verlag; Auflage: 1 (4. Januar 2011)

Zur Persönlichkeitsentwicklung/Selbsterfahrung:

Seelenrückholung: Die Vergangenheit schamanisch erkunden – Die Zukunft heilen
Alberto Villoldo
Verlag: Goldmann (10. Juli 2006)

Die vier Versprechen: Ein Weg zur Freiheit und Würde
Don Miguel Ruiz
Verlag: Allegria Taschenbuch (8. Juni 2012)

Jetzt! Die Kraft der Gegenwart
Eckart Tolle
Verlag: Kamphausen Mediengruppe GmbH, Auflage 3 2011 (15. März 2010)

Krafttiere begleiten Dein Leben
Jeanne Ruland
Verlag: Schirner Verlag; Auflage: 24., Aufl. (5. Mai 2004)

Reisen ins Land der Seele: Fantasiereisen zur Entspannung, Klärung, Zielsetzung
Sylvia Bieber
Verlag: Schirner Verlag; Auflage: 6, Taschenbuch – 11. Oktober 2010

Heldenreisen mit Pferden

Seminare "Heldenreise mit Pferden", die ich aus persönlicher Erfahrung empfehlen kann:

Dipl.-Psychologe Berthold Schaaf
Therapiehof Hohenrode, Rinteln, Weserbergland
www.therapiehof-hohenrode.de

Martina Kohn, Reittherapeutin und Hero's Journey Instruktorin
Bad Sobernheim / Odernheim am Glan
www.martinakohn.de
E-Mail: post@martinakohn.de

Danksagung

Ich danke allen Wegbegleitern und -begleiterinnen, die mich im Laufe der letzten Jahre bei meiner Entwicklung unterstützt und mir zur Seite gestanden haben, sodass dieses Buch entstehen konnte.

Insbesondere danke ich meiner Freundin Erika Bühler für das Korrekturlesen und meiner Lektorin Anke Höhl-Kayser für das tolle Lektorat und die hilfreichen Anmerkungen. Des Weiteren danke ich meiner Dozentin Gerda Fischer-Dewald, die während meiner Fortbildung zur Malbegleiterin so sicher und souverän den geschützten Raum für unsere Gruppe gehalten hat, so dass Transformation möglich wurde.

Ein besonderer Dank gilt ebenfalls Berthold Schaaf und seinen Islandpferden, die sich stets als feinfühlige Co-Trainer erwiesen und mir zu essentiellen Einblicken über mich selbst verholfen haben.

Und natürlich danke ich meinem Lebensgefährten Peter. Danke, dass ich bei allem, was ich tue, auf Deine Unterstützung zählen kann.